# 子どものこころの
# 診療ハンドブック

## 日本総合病院精神医学会治療指針 7

日本総合病院精神医学会
児童・青年期委員会

星 和 書 店

*Seiwa Shoten Publishers*

2-5 Kamitakaido 1-Chome
Suginamiku Tokyo 168-0074, Japan

# Clinical Handbook of Child Psychiatry

Japanese Society of General Hospital Psychiatry
Practice Guideline 7

*by*

Committee on Child and Adolescent Psychiatry

©2016 by Seiwa Shoten Publishers, Tokyo

## 企画・編集

日本総合病院精神医学会　児童・青年期委員会

## 編集主幹・執筆

荒井　宏　※　（あらいクリニック[前横浜市立市民病院神経精神科]）
宮川　真一　※　（市立豊中病院精神科）

## 執筆（執筆順）

吉田　佳郎　※　（西山病院精神科[前大阪赤十字病院精神神経科]）
豊永　公司　※　（大阪市民病院機構総括産業医[前大阪市立総合医療センター児童青年精神科]）
船曳　康子　※　（京都大学大学院人間・環境学研究科[前京都大学医学部附属病院精神科神経科]）
天下谷　恭一　（京都大学大学院人間・環境学研究科[前京都大学大学院教育学研究科]）
松本　慶太　（大阪市立総合医療センター児童青年精神科）
清水　里美　（平安女学院大学短期大学部）
本田　教一　※　（公益財団法人磐城済世会舞子浜病院）
高橋　秀俊　※　（国立精神・神経医療研究センター精神保健研究所児童・思春期精神保健研究部）
疇地　道代　（国立病院機構大阪医療センター精神科）
高橋　雄一　※　（横浜市立大学附属市民総合医療センター精神医療センター〈児童精神科〉）
磯野　友厚　※　（総合病院国保旭中央病院神経精神科・児童精神科）
廣常　秀人　※　（国立病院機構大阪医療センター精神科）

※児童・青年期委員会委員

# 「子どものこころの診療ハンドブック」
## 作成の趣旨

　"子どものこころの臨床に興味があるが，何からはじめたらよいかわからない""あまり興味もないけれど，小児科から診察を頼まれるので何とかせざるを得ない"といった精神科医は少なくないと思います。

　子どものこころの診療に関しては解説書・入門書・教科書など多くの本が出ていますが，きちんと読んで理解するにはかなりの時間と努力が必要ですし，一冊通読したからと言ってすぐに臨床場面で応用できるとは限りません。

　本書のコンセプトは"児童精神科を専門としない医療関係者が，子どもを診療する必要に迫られたときに役立つハンドブック"です。診療する前に，必要な部分だけ拾い読みして調べたり確認できることを目指しました。そのため，全ての事項を教科書的に網羅したりエビデンスにこだわるのではなく，日常の臨床経験や個人的意見も織り込んだ内容となっています。執筆者はいずれも長年にわたって子どもの臨床に携わってきた先生方ですので，臨床の現場で役立つエッセンスがちりばめられています。これから子どものこころの診療をはじめる人は実践的なハンドブックとして，すでに子どものこころの臨床を行っている医療者は自分の考え方や現在行っている臨床の確認として，本書を利用されるとよいでしょう。

　より多くの医療関係者が子どものこころの診療に関わることで，一人でも多くの子どもがこころの健康を取り戻す。そのために本書がお役に立てばと思います。

　なお，診断名は原則として DSM-5 に準拠しましたが，

文脈上旧来の診断名や概念としての疾患名を用いた方がよい場合は逸脱を許容するものとしています。

　本書の作成・執筆にあたっては多くの関係者の方から貴重なご意見やアドバイスを頂きました。この場をお借りして御礼申し上げます。

2016 年 10 月
編集主幹　荒井　宏
宮川真一

# 目 次

「子どものこころの診療ハンドブック」作成の趣旨　iv

**第1章　～なぜ子どもを診るべきなのか～**
**児童精神科医療の必要性と役割** ───── 1
1. 総合病院における児童精神科医療の必要性
　―児童・青年期委員会活動をとおして―　1
2. 総合病院精神科の役割　2
　1) 神経発達障害（知的能力障害，自閉スペクトラム症
　　　など）へのかかわり　3
　2) 行動・情緒の障害へのかかわり　3
　3) 不登校へのかかわり　3
　4) 摂食障害へのかかわり　4
　5) 児童虐待へのかかわり　4
3. 医療連携について　4

**第2章　～大人の診察と同じように子どもを診よう～**
**一般外来に子どもが来たときの対応**
**初診から数回の流れ** ───── 6
はじめに：緊急性について　6
1. 子どもの診療について　6
　1) 子どもの定義："子ども"とは誰のことか　6
　2) 子どもと大人の違い　6
　3) 子どもの診療の特徴　7
2. 1回目の外来　8
　1) 最初の外来の流れ　8
　　A　本人が来院した場合　8
　　B　本人が来院せず親のみが初回来院した場合　10

2）2回目の外来までに　10
3．2回目以降の外来　11
　1）2回目　親のみの外来　11
　2）3回目以降　12
　　A　自院で診ていく場合　13
　　B　他施設へ紹介する場合　13

## 第3章　〜子どもを取り巻く大人をサポートする〜
## 子どもの家族への対応 ──────── 15
1．家族に対するときの心構え　15
　1）家族の苦痛に配慮する　15
　2）家族の努力をねぎらう　16
　3）家族の治癒力を促進する　17
2．家族をどうみるか　18
　1）治療における役割　18
　2）家族の力を生かす　19
　3）家族をシステムとしてみる　20
3．家族との面接　20
　1）初回面接でみきわめること　21
　2）個別か同席か　21
　3）家族（親）との個別面接　22
　　A　環境としての親機能を強化することを目的とする場合　22
　　B　親との葛藤の影響を軽減することを目的とする場合　22
　4）家族との同席面接・合同面接　23

## 第4章　〜適応とメリットを理解しよう〜
## 入院治療を要する場合の対応 ──────── 25
1．入院治療を要する場合　25

1）入院治療を要する疾患や状態　25
　　2）入院適応となるパターン　26
　2．入院までの対応　27
　　1）入院治療の必要性の説明と同意　27
　　2）病棟見学または他院への紹介　28
　　3）入院形態　28
　4．入院治療の意味　29
　5．入院治療が可能な病院　31

第5章　〜パートナーの仕事を理解しよう〜
臨床心理士の役割 ───────────── 37
はじめに：臨床心理士とは　37
　1．心理・発達アセスメント　37
　　1）心的側面を多角的に捉えるテストバッテリーを組む　37
　　2）検査への導入と検査の施行　38
　　3）フィードバック　38
　2．臨床心理面接　39
　　1）遊戯療法（プレイセラピー）　39
　　2）心理面接　40
　　3）保護者面接　42
　3．臨床心理的地域援助　42
　　1）家族支援　42
　　2）教育機関との連携　43
　　3）医療との連携　43
　　4）福祉との連携　43
　4．研究活動　44
　5．臨床心理士と協働するにあたって　44
　　　心理・発達検査一覧　46

## 第6章 ～他機関と協調して支援する～
### 教育機関, 児童相談所など他機関との連携 —— 52
1. 連携のメリットや必要性 52
2. 他機関との連携の実際 53

## 第7章 ～教育機関と上手につながる～
### 教師・スクールカウンセラーとの連携 —— 59
はじめに 59
1. 教育機関との連携のための基本 59
   1) 伝える内容について 59
   2) 連携のスタンス 60
   3) 個人情報 60
   4) 薬物療法 61
2. 各年齢層における教育機関との連携について 61
   1) 保育園・幼稚園 61
   2) 小学校 62
   3) 中学校 63
   4) 高等学校 63
   5) 大学 64
   6) 大学院 65
3. 不登校 65
4. 入院 66

## 第8章 ～有効なツールの存在を把握しておこう～
### 療育手帳や特別児童扶養手当などの取得, 申請 — 68
1. 障害児が利用できる手帳 68
2. 自立支援医療 70
3. 手当・年金 71

## 第9章 〜仲間で支え合う場所〜
### 患者会，家族会（自助グループ） ——— 73
1. 患者会，家族会（自助グループ）とは　73
2. セルフヘルプの思想はいつ生まれたか　74
3. 自助グループの機能，意義　74
4. 自助グループ，サポートグループの分類　76
5. 自助グループの始め方，運営　76
6. 自助グループは患者・障害者の回復に臨床上どう役立つのか　77
7. まとめ　78

児童青年精神科領域の主な自助グループ，サポートグループ　79
ハウス一覧　80

## 第10章 〜からだの病気を見落とさない〜
### 身体的診察・検査 ——— 86
はじめに　86
1. 身体的診察　87
2. 身体的検査　87
   1）血液測定　88
   2）生化学的検査　88
   3）神経内分泌系検査　88
   4）その他血液検査　89
   5）尿検査　89
   6）心電図　89
   7）X線・骨密度　89
   8）核型 karyotype 検査・細胞遺伝学検査　89
   9）脳波　89
   10）頭部画像検査　89

## 第11章 〜大人との相違点を理解しよう〜
### 子どものこころの診療における薬物療法 ―― 91
はじめに：子どものこころの診療における薬物療法の意義 91
1. 子どもと成人との違い 91
    1) 一般的な注意点 91
    2) 薬物動態 93
    3) 薬力学 94
2. 子どものこころの診療で用いる向精神薬 95
    1) 注意欠如・多動症治療薬 95
    2) 抗精神病薬 97
    3) 抗うつ薬 97
    4) 抗不安薬・睡眠薬 98

## 第12章 〜他科とコミュニケーションよく診療することのメリットを再確認する〜
### 小児科・産科との連携 ―― 100
1. 小児科との連携 100
    1) 院内小児科に目を向けることの必要性 100
    2) 小児科と連携して治療することの利点 100
    3) 院内小児科との連携を維持・強化していくための具体的な方法 101
        A 外来診察の工夫 101
        B 小児科病棟スタッフとの連携 103
        C 全般的な科同士の連携 103
    4) 院外の小児科クリニックとの連携 103
2. 産科との連携 104
    1) 特定妊婦とは？ 104
    2) 産科と連携して行うこと 104

3）妊娠・授乳と薬　106
4）精神科・産婦人科・小児科の三科での連携　107
5）分娩入院後のサポート　107

## 第13章　〜身体疾患で入院中の子どもにこころのケアを〜
## 入院患者やがん患者のコンサルテーション−リエゾン ——— 109

はじめに　109
1. 入院中の子どものC-L（コンサルテーション・リエゾン）　109
   1) 入院中の資源と特徴　109
   2) 具体的な活動・介入　111
2. 小児がん患者のC-L　114
3. 成人がん患者の子どもに関するC-L　115

## 第14章　〜大人との違いを理解して対応しよう〜
## 子どもの精神病性障害 ——— 117

はじめに　117
1. 子どもの精神病性障害の診断　117
2. 精神病性障害への早期介入の考え方　118
3. 前駆期段階の評価と治療　119
   1) 前駆症状　119
   2) 精神病発症危険状態（ARMS）　119
   3) 前駆期段階の治療　120
4. 精神病発症後の評価と治療　121

## 第15章　〜特性と二次障害を把握しよう〜
## 発達障害圏の診断と初期対応 ——— 123

1. 発達障害について　123

2. 診断にあたって　124
   1）受診動機と，本人・周囲との関係性　124
   2）情報収集　125
   3）診断の重複と併存症　125
   4）補助ツール　126
3. 初期対応にあたって　127
4. 各論における留意事項　128
   1）自閉スペクトラム症　128
   2）注意欠如・多動症　130
   3）限局性学習症　131
5. 発達障害者支援センターについて　132
6. 発達障害の支援団体　133

## 第16章　〜からだとこころのバランスを見極める〜
## 心身症・身体症状を訴える子どもの初期対応 ── 134

1. 総合病院における子どもの心身症　134
   1）いわゆる心身症とは　134
   2）子どもの心身症の特徴　135
   3）総合病院精神科の役割　136
2. 子どもの心身症の診断と治療　137
   1）心身症の診療で心がけること　137
   2）子どもの心身症の診断　138
   3）子どもの心身症の治療　139
3. 総合病院でよくみられる子どもの心身症　140
   1）慢性頭痛　141
   2）チック症　141
   3）選択性緘黙　141
   4）抜毛症　142

5) 起立性調節障害（OD） 142
6) 過敏性腸症候群（IBS） 142
7) 過換気症候群 143
8) 変換症（転換性障害）・解離症（解離性障害） 143

# 第17章 〜個々のケースに合った対応を〜
## 不登校の初期対応 ── 145
1. 不登校とは 145
   1) 不登校の定義 145
   2) 疫学 145
   3) 不登校の理由，背景 145
2. 不登校に関する要因の把握—どう診立てるか— 146
3. 治療 147
   1) 面接時の注意点 147
   2) 治療の流れと具体的な対応 148
      A 初回面接 148
      B 2〜3回目の面接 148
      C 4〜5回目の面接 149
      D 時期をみて 149
   3) こんな不登校ケースではどうするか 149
      A 発達障害の事例 149
      B ひきこもりが顕著な事例 150
      C 暴力が顕在化している事例 150
4. まとめ 151

# 第18章 〜総合病院が治療の中心となる〜
## 摂食障害の初期対応 ── 152
1. 子どもの摂食の問題を生じる精神疾患 152
2. 子どもの摂食障害 153

3. AN（神経性やせ症）患者の評価 154
   1）身体面の評価 155
   2）精神症状の評価 155
4. AN の身体的治療 156
   1）外来治療 157
   2）入院治療 158
5. AN の精神科治療 159

## 第 19 章 ～チームワーク・ネットワークで早期の発見と介入を～
## 被虐待事例の初期対応 ────────── 162
1. 児童虐待とは？ 162
   1）児童虐待の実態 162
   2）児童虐待の防止等に関する法律 162
   3）早期発見の重要性 163
2. 被虐待事例の初期対応 163
   1）病院としての対応 163
   2）初期対応の実際 164
      A 児童虐待の有無の判断 165
      B 通告 165
      C 実際の事例 166

## 第 20 章 ～子どもに特有の反応と対応を理解しよう～
## 災害後の子どものこころのケア ────── 171
はじめに 171
1. 災害が子どもに与える影響（特に急性期） 171
   1）子どもの反応の特徴 174
      A 子どもの年齢による特徴 174
      B 子どもの言語能力 176
   2）災害後の子どもの心理的反応の重症度に影響する

　　　　因子　176
2. 急性期の子どもへの対応　178
3. おわりに　179


索　引　181

## 第1章
～なぜ子どもを診るべきなのか～
# 児童精神科医療の必要性と役割

## 1. 総合病院における児童精神科医療の必要性
### ―児童・青年期委員会活動をとおして―

　日本においては50年以上の長きにわたり，児童精神科医療の発展に寄与してきた日本児童青年精神医学会をはじめ，多くの児童・青年期の精神科医療にかかわる学会がある。その中で2011年11月の第24回日本総合病院精神医学会総会中に，学会の委員会の一つとして児童・青年期委員会を設立した。

> *Point*　総合病院精神科は子どもにとって大切な医療資源である。

　総合病院精神科は他の医療機関に比べて，子どもや家族がアクセスしやすいこと，小児科とも協力して身体的な対応ができる強みを持っており，子どものこころの診療を行える貴重な医療資源であり，小児科医や臨床心理士と連携しながら子どもとその家族のニーズにこたえてきた。
　どの地域においても，学校や家庭，児童相談所など子どもの相談機関，あるいは小児科医から様々な相談が寄せられてくる。精神科の病棟がなく，まして児童精神科の専門病棟がない病院でも，地域社会のニーズにこたえて外来や一般病棟で摂食障害，不登校，心身医学的な問題など子どもの医療に取り組んでいる施設が多くある。

> ***Point*** 東日本大震災被災地においては，子どものこころのケアを継続している。

また2011年の東日本大震災に際して，地域の医療機関が大きな被害を受けた東北地区においては，精神科医や臨床心理士がトラウマと喪失をかかえる子どもたちのこころのケアを担うために，被災地域に診療拠点を移して医療活動を展開したり，あるいは地域医師会，家族会，療育機関，行政と限られた社会資源と連携しながら，現在も子どものこころのケアに継続して取り組んでいる。

> ***Point*** 地域の医療拠点では，様々な児童精神医療のニーズが発生する。

小児科のある総合病院，地域医療の拠点である総合病院の精神科においては，必ず児童精神医学的なニーズが発生し，その対応を求められる。

しかし相次ぐ総合病院精神科の縮小に伴い，少人数の精神科医しかいない病院が多くなり，さらには子どもの課題に取り組む医師が少なくなる中で，総合病院で児童精神科医療に携わるスタッフは児童精神科医療のニーズの大きさに比べて，次第にその活動に困難を強いられるようになってきた。

そのような状況に対して，総合病院で児童精神科医療にかかわるスタッフを支援する目的で本委員会はスタートし，委員会活動の一つとして，児童精神科医療の手引きとすべくこのハンドブックを作成した。

## 2. 総合病院精神科の役割

総合病院精神科には，学校や家庭，児童相談所，あるいは小児科から以下のような相談が寄せられる。

### 1) 神経発達障害（知的能力障害・自閉スペクトラム症など）へのかかわり

発達の障害を有する児童においては，乳幼児期の健診，療育の援助，学校教育など社会生活上の援助など発達段階において，医療，保健，教育，福祉など様々な支援が必要である。

総合病院精神科においては，発達における評価・助言とともにてんかんなどの身体合併症の治療や気分・行動の障害に対する評価と治療が求められる。

学習症，自閉スペクトラム症，注意欠如・多動症については，その特徴を理解し，親や学校へ支援のための情報を提供し，学習や生活指導の助言を行う。

神経発達障害の診断と評価については，臨床心理士の協力が不可欠である。知的能力障害については知能検査を実施し，自閉スペクトラム症については認知機能検査を実施する。

### 2) 行動・情緒の障害へのかかわり

チック症，夜尿，夜驚，緘黙などの神経症性障害および心因性の発熱および嘔吐・過敏性腸症候群などの小児の心身症に対しては，臨床心理士と協力して心理検査を行った上で，精神療法的アプローチや家族に対するカウンセリングを実施する。遊戯療法，絵画療法，箱庭療法なども多く用いられている。

失声や心因性の歩行障害など変換症が疑われる場合にも同様の心理的評価を行うが，脳腫瘍などの器質的な原因についても十分な注意が必要である。

### 3) 不登校へのかかわり

不登校（登校拒否）の心理的要因および環境的要因の評価と本人（児童）と親など近親者に対する助言を行う。場合により学校，教育相談所，児童相談所など関係機関と連絡協議を行う。不登校の長期化においては，心理的要因，環境的要因の再評価および精神医学的再評価を行う。

### 4) 摂食障害へのかかわり

摂食障害に対しては，行動面，身体面，心理面，社会環境など総合的な評価と治療が必要である。精神科医は臨床心理士と協力しながら，心理的なかかわりと環境調整を行う。しかし極端な低体重，低栄養，あるいは電解質異常など身体症状の進行に際しては，入院治療を含む身体的治療が優先される。総合病院精神科においては，内科や小児科との連携・協力が必要である。

青年期においては，うつ病，強迫症など成人の精神疾患の併発にも注意が必要である。摂食障害については認知行動療法や家族療法などの心理療法が有効なことがあり，臨床心理士の協力が必要である。

### 5) 児童虐待へのかかわり

身体的な虐待については，小児科受診に加えて，救急センターなどに搬送されることが多い。虐待が疑われる事例においては，骨折や出血などに対して，身体的治療を行うとともに，子どもの保護および虐待再発防止のため，児童相談所への通告，場合により警察への通告を行う。

医療機関においては，精神科医，臨床心理士が参加する虐待防止委員会が設置され，虐待の早期発見と防止に努めることが望ましい。

## 3. 医療連携について

> *Point* 児童精神科医療はチーム医療である。

子どもの精神医学的な問題については，心理的，身体的，社会環境的な背景の考察と評価が必要である。また問題の解決と治療に際しては，精神科医だけではなく，小児科医，臨床心理士，ケースワーカーなどの医療スタッフ，さらに家族や学校との連携が必要である。

今，がん治療をはじめ医療現場においては，チーム医療

と連携医療の重要性が強調されているが，児童精神科医療においても最も大切なことは，様々な職種でチームを組みながら，問題の解決にあたることである。

院内においての最も大切なパートナーは臨床心理士と小児科医であり，院外においては児童相談所や発達支援センターである。小児科との連携，児童相談所・発達支援センターの役割については，本書の別章で取り上げるが，小児科医からは本章の2で取り上げた課題に加えて以下のような要請がなされている。

① 移植医療におけるドナーとレシピエントの移植前と移植後の心理的評価およびケア
② がんや慢性疾患（たとえば腎透析）を有する子どものメンタル面のフォロー
③ てんかんや脳性まひなどの疾患でキャリーオーバー（小児科対象年齢超）の子どもの治療
④ うつ病など精神的問題をかかえる養育者の援助

> *Point* 医療連携においてはお互いの立場を理解し協力することが大切である。

身体疾患の治療を行う小児科の側においても様々な子どもの心理的問題に直面していることを理解して，お互いに連携協力して子どもの医療体制を構築していくことが必要である。

（吉田佳郎）

> 第2章
> ～大人の診察と同じように子どもを診よう～
> **一般外来に子どもが来たときの対応　初診から数回の流れ**

## はじめに：緊急性について

　本章で説明する初診からの流れは，緊急性がなく，まずは外来で継続フォローアップ可能なケースを想定している。希死念慮・自傷行為・身体症状が重篤な摂食障害・虐待の可能性など緊急に intensive な治療や介入が必要と判断される場合は，本章で紹介する流れとは別に，緊急度・重症度に応じた対応が必要である。入院までの流れ（第4章）や児童相談所との連携（第6章）も参照すること。

## 1. 子どもの診療について

### 1）子どもの定義："子ども"とは誰のことか

- ここで指す子どもとは"年齢のいかない者"という意味であり，未成年者，少年少女，児童，学童，乳児，幼児，などと呼ばれる者を指す。
- 法律や定義によって同じ言葉でも指す年齢が異なることがある。"児童"は児童福祉法では満18歳未満，母子および寡婦福祉法では20歳未満を意味する。

### 2）子どもと大人の違い

　上記の定義からもわかるように一口に子どもといっても極めて幅広い対象を指すので，"児童精神科診療"というまとめ方で乳幼児から高校生まで同じように考えることは意味がない。高校生であれば診察の進め方としては成人の

診察とほとんど違いはない。
- 一対一で患者と接したときに大人の診察との違いを最も感じるのは
  **言語化能力が十分に発達していない**
  **理解力・判断力・内省力が十分に発達していない**
  **身体的・経済的・社会的な自立度が低く周囲の環境への依存度が高い**
  といった点であろう。言い換えれば，これらに違いがなければ成人と同じように診療すればよい。
- 診察する医師の側に"将来性のある子どもの最初の診療で失敗したらいけない"といった気持ちが強すぎると，最初から子どもの診察を敬遠するかもしれない。

> ***Point*** 基本的には成人の外来と大きな違いがあるわけではない。子どもだから，と特別に考えずに診察すればよい。

### 3）子どもの診療の特徴
◇ 低年齢・対人緊張が強い，などの理由で言語的説明能力が不十分な場合は主に親などの付き添い者から必要な情報を得ることになる。
◇ 成人よりも生活環境，家庭環境が症状に直結していることが多い。
◇ 発達障害が疑われる場合，子ども本人には記憶が残っていない乳幼児期にまで遡って客観的所見を確認する必要がある。

これらの特徴を持つため，本人の診察とは別に時間をかけて親などの付き添い者から話を聞くことが不可欠となる。

- 低年齢・知能の発達の遅れなどのために本人の意志決定能力が不十分な場合は，保護者と基本的な治療方針を決定していくことになる。普段は大人の患者を診て

いる医師ならば，認知症患者の診療をイメージすればよい。
- ただし，たとえ就学前であっても本人の意志や治療協力性がはっきりしている場合もあるので，誰の意志を尊重して治療を進めていくかということを年齢だけで判断することはできない。
- 子どもは経済的な自立度が低く生活全般にわたって周囲への依存度が高い。同居する家族から受ける悪影響が明らかな場合でも，経済的に自立できないために環境調整が困難なことがある。

## 2. 1回目の外来

以下は，患者本人がある程度の言語化能力や受診・治療などの意志決定能力を持っている場合の外来診療のすすめ方の一つのモデルである。"精神的ストレスが原因と思われる腹痛・頭痛などの身体愁訴があり学校を休みがちである""授業中落ち着きがなく担任から精神科受診をすすめられた"といったケースをイメージするとよい。

### 1）最初の外来の流れ
　　A　本人が来院した場合

> ***Point***　子ども本人と関係性が持てることに最大の努力を払う。親の話は2回目以降でよいくらいの気持ちで。

- まずは本人が来院したことを評価する。子どもは周りのすすめで嫌々来たかもしれないし，受診することへの不安感や抵抗感が強い中，頑張ってようやく来院したかもしれない。来院理由がどうであれ，とにかく"今日，本人が来院した"のは意味があることであり，来院にあたっての頑張りをねぎらうようにする。
- 本人の主体性を尊重し，治療の中心は本人であること

を明確にする。

"今日は○○さんの診察なのだから,あなたが一番やりやすい形でお話ししましょう"と言って,親と一緒に話を聞くのか別々に話をするのかを本人に選択させる。どちらでもよいと言うときは同席とするが,別の方がよい,との意思表示がある場合は親には一旦退席してもらう。

経過や状態を早く把握しようとして,本人そっちのけで親から情報を聞き取ってしまいがちだが,治療者が本人の気持ちを最優先に考えていることを最初の診察ではっきりと示すことは極めて重要である。"親の言い分ばかり聞いている治療者"は子どもに信頼されない。

- 親が同席している場合はこちらの質問に対して誰が答えるのか,親が答えたときに子どもがどういう表情や態度を取っているか,途中で親が口を挟むか,親の表情はどうか,なども観察しながら診察していく。
- 誰の希望で来院したのかを明確にする。周りの人からのすすめの場合は,本人は受診の必要を感じているのかどうかを確かめる。本人が受診の必要性を感じている場合は本人中心に話を進めていくのがよい。
- 本人が受診の必要性を認めない場合は,"ではどうして周囲の人はあなたを病院に連れてこようと思ったのか。病院に連れていくということはどこか病気だと思われているということであり,周りの人からはあなたのどこが病気に見えているのだと思うか"と尋ねてみる。

> *Point* 受診・診察が子どもにとって"他人事"にならないようにすること。

- なぜ学校に行きたくないのか,といった問題の核心(主訴)ではなく,家族構成,親の年齢や仕事,学校名とクラス,1学年何組まであるのか,部活,習い事など,生活状況を確認する話からはじめると話しやす

くなることが多い。症状以外の本人の説明能力,対人接触性などを知ることができるし,生活環境を把握することは今後の具体的な問題解決に役立つ(例:1学年1クラスしかなければ学年が変わっても同学年のいじめっ子とはずっと一緒で,新年度のクラス替えには期待できない,など)。

- 少し話しやすくなって緊張が取れてきたら,友達のこと・登校状況・身体症状・精神状態など徐々に問題の中心に触れていく。
- このようにして順調に子どもとコミュニケーションが取れていけば,初回の診察で親と話をするだけの時間は取れないことがほとんどである。
- 1回では話が聞ききれないこと,家族から話を聞くことも大切であり,本人が覚えていない幼少時の話も聞く必要があるので,次回は親だけに来院してもらって話を聞きたい,ということを本人・家族に伝える。親の仕事や予定があり来院日の調整が難しい場合もあるが,これが"どの程度子どもの問題に関心を向けているか"を推し量る目安になることもある。
- 両親のうち一人だけが同伴している場合,もう一方の親は受診についてどういうふうに考えているのかを聞いておくことも必要。両親の受診に対する姿勢が違っていると後の治療に大きな支障をきたすことが多く,初診時に確認しておく必要がある。

B 本人が来院せず親のみが初回来院した場合
- 本人が来ないで親だけが相談に来た場合は,今日の受診について本人が知っているのか,今後本人が来院する可能性がありそうなのか,について確認することも必要。本人が来院する可能性が極めて低い場合は,親の相談として親のカルテを作って切り替える方がよい。

2) 2回目の外来までに

> ***Point*** 2回目の診察までの間を有効に使うことで，その後効率よく診療を進められる。

- 検査；脳波・頭部CT・MRI・知能検査・心理検査・血液検査・心電図検査・ODテストなど。特に，器質的疾患除外目的の検査は早急に実施することが望ましい。
- 質問紙；ADHD-RS，AQ質問票などのチェックリスト
- 親には2回目の来院時に母子手帳，成績表，その他他者からの本人評価の参考になりそうなもの（転校時の寄せ書きなど）を持参してもらう。生活歴の中で気になるエピソードなどを簡単にまとめてきてもらうのもよい。
- 初回の診察で本人とある程度関係性が持てた場合には，次回外来までに取り組めそうな課題を出す。
- （○○時までに起きる，○○時までに寝る，学校以外の場所で友達と遊んでみる，家で決まった時間勉強する，など）。起床・睡眠の時間などは睡眠日誌を利用して記録をつけさせるのもよい。
- 親に対して課題を出してもよい（本人と二人だけで毎日一定の時間遊ぶ，一緒に寝る，不必要な登校刺激を与えないようにする，など）。
双方に出した課題をお互い守れたかどうか次の外来で報告してもらう。

## 3. 2回目以降の外来

### 1）2回目　親のみの外来

> ***Point*** 子どもの情報を得るだけではなく，親の精神状態・養育環境や養育態度・家族が抱えている問題などにも注意を払う。

- まずは初診時に指示したものを親が持参したかどうか。忘れていた，探したけれど出てこなかった，などということがあるかを確認する。
- 母子手帳は十分に記載されているか。これによって現在ではなく，記載当時の親の養育態度をうかがい知ることができる。
- 両親で話し合ってエピソードを思いだすなど，夫婦共同の作業を行ったか。あるいは同居者への確認などを行ったか。→夫婦関係・家族関係に大きな問題を抱えている場合はこの作業で明らかになる場合がある。
- 前回から今回までの子どもの過ごし方，受診による影響や変化，"宿題・課題"をやっているか，など初診時以降の状態について確認する。
- 妊娠中から分娩・出産など，生育歴について確認していく。発達障害など特定の疾患を疑うのであれば診断基準などにも沿った質問を行っていく。この作業を通じて親の記憶力・説明能力などを推測することができる。

これらの中で母親自身の問題が明らかになる場合もある。必要に応じて母親のカウンセリングやカルテを作って母親の診察を行うことも検討していく。

大体の場合は母親単身での診察で生育歴などを確認する。持参してもらった資料などをうまく利用できれば30〜60分の診察1回で足りるが，複雑な家族関係や母親自身の問題になった場合は，親のみの受診が2回以上になる場合もある。

## 2) 3回目以降

> *Point* 検査の結果や親からの情報をまとめて診立てをし，本人・親に伝える。今後の治療が必要なのか，治療が必要だとすればどこで行うのか，など，今後の方針について話し合い決定する。

- 本人が来院した場合は、前回出した課題がこなせたのかどうかを確認する。できなかった場合はなぜできなかったか、そのことをどう感じるか、それに対して治療の必要性があると思うか、を尋ねる。このやりとりによって初めて本人が治療の必要性を自覚することもある。
- 自院で治療を行う場合は外来・入院の区別、薬物療法・精神療法・プレイセラピーなど治療法の選択、通院頻度など具体的な相談を行う。
- 自院での治療継続が困難と思われるケースはこの段階で専門病院を紹介する。現時点で治療の必要はないがフォローアップは必要と思われるケース(薬物療法の必要がない発達障害など)は状態に応じて発達障害者支援センター・児童相談所・スクールカウンセラーに紹介する。

A 自院で診ていく場合

> *Point* 医師一人で全て抱えるのではなく、臨床心理士など他の専門職との共同作業で役割を分担する。

＜例＞
子どもの治療：薬物療法や全体的なコーディネートを医師が、プレイセラピーを臨床心理士が分担する。月2〜4回のプレイセラピー＋月1〜2回の医師の診察、など。

親ガイダンス：子どもに対する親の関わり方のアドバイス、親自身の精神的な問題などに医師が対応する。

小児科医との連携と役割分担については第12章を参照。

B 他施設へ紹介する場合
＜例＞
◇入院を考えての紹介
◇外来治療を専門的な児童精神科に託す場合

◇発達障害者支援センターに療育目的で紹介する場合
　　◇虐待や家庭内の問題などで児童相談所に保護委託などの相談をする場合

- 自院での検査・診立て・聴取した生育歴など関連する資料は紹介先機関にすべて情報提供するとよい（受け手が同じ作業を繰り返さないで済む）。
- 発達障害圏・精神遅滞（知的能力障害）などの場合，療育手帳の取得や障害年金申請のための書類作成目的のみで精神科受診が必要で，日常は服薬の必要も定期的な診察もしなくてよいケースもある。検査・診断・書類作成を行った後は日常の療育に関しては病院以外の外部機関に依頼するとよい。

（荒井　宏）

## 第3章

～子どもを取り巻く大人をサポートする～
## 子どもの家族への対応

### 1. 家族に対するときの心構え

#### 1) 家族の苦痛に配慮する

> *Point* すべての家族は苦痛を抱えている。

- 精神科に来る子どもと家族は苦しみを経てきていることに思いを致すこと。
  - 家庭や学校で「問題」となる症状や行動を主訴として受診せざるを得なくなったことに親は傷ついている。
  - そのように親に心配をかけていることに子どもは傷ついている。
  - 親はしばしば周囲から責められて孤立している。
  - 家族の間で意見が対立している。
  - 病院を受診するまでに様々な試みが失敗に終わったことに落胆している。
  - 多くの場合は最初に小児科を受診するが，精神科に紹介されたことに驚きと怒りを感じている。
  - 医師に「診断」を受けることに怖れを抱いている。
- 原則として子どもだけで受診することはないので，われわれが出会う臨床像はそれらすべての家族の苦しみが複合した姿である。症状による苦しみと，苦しみによる症状を切り離して扱うことはできない。
- それゆえ，子どもの治療は同時に家族の苦痛の治療である。そこに成人を扱う精神科医が子どもを診る意義

がある。
- 「家族療法の母」といわれるサティアは，患者の症状は家族の苦痛を代表していると考え，患者（患児）のことを Identified Patient または I.P. と呼んだ。主に家族の苦しみを症状として表現している人という意味で，臨床のあり方に転換をもたらす大切な視点として覚えておいてよい。

*Family therapists deal with family pain. (Virginia Satir)*[1]

※なお，この章では「問題」「解決」「原因」「疾患」「診断」「治療」などの言葉について，それらがあらかじめ「存在」しているという偏見を避けるため，"いわゆる"という意味で「　」つきで表示している。同時に，これらの言葉を安易に家族の前で口にしないようにしたい。

### 2）家族の努力をねぎらう

> *Point* すべての家族は努力している。

- いかに不適切でまずい対応にみえようとも，家族は子どもに対してベストを尽くしていると考えること。
- 虐待している親も，病気の親も，子どものことを考え，精一杯のことをしているとみてみること。
- そのように捉えることによって，家族の努力がみえてくる。同時にその努力がなぜうまくいかないかもみえてくるものである。
- 苦痛を抱えつつ努力する家族の姿をみてとることができれば，自然に家族に畏敬の念を覚え，頭が下がる思いがする。
- そこで，まずは来院されたことをねぎらい，荷下ろしをしていただきたいと願う臨床家のもてなしの心が，家族との関係の第一歩になる。

## 3) 家族の治癒力を促進する

> **Point** すべての家族に力がある。

- 家族自身に力があると信じること。
- 現に病院に来てくれただけでもすでに解決の道に歩みだしている。その家族の力は称賛に値する。
- 臨床家がこれまでの経緯を丁寧に聴くこと（病歴聴取）に意味がある。これは，家族の努力の跡をたどって成功体験に目を向ける機会となる。
- 「原因」や「問題」よりも，すでに解決していることに着目すると家族の力が明らかになってくる。
- 家族が治療関係によって無力感から立ち直り，本来の力を取り戻すことができれば自ら解決の道を見出していくものである。

> **Point** 「家族を治療する」から「家族が治療する」へ。

- 家族療法の歴史では，当初は家族を原因とみなす考え（「家族を治療する」）があったが，次第に家族と協働する（「家族と治療する」）流れが優勢になり，現在ではエンパワーメント（empowerment）という言葉に代表されるように家族が治療の主体であるという考え（「家族が治療する」）に変化している[2]。
- そこでの臨床家の役割は，家族に対して診断したり，指示したりするのではなく，無知の姿勢（not-knowing）に徹して対話し，家族が自ら変化していくための語り（narrative）を聴くことである。

*Not-knowing involves respectful listening—listening in an active and responsive way. (Harlene Anderson)* [3]

## 2. 家族をどうみるか

### 1) 治療における役割

> ***Point*** 家族なしでの診療はありえない。

- 子どもの治療において家族（特に親）は特別な意味をもっている。
  - 子どもを受診につれてくるのはほぼ親であり，親の意思が診療を成立させる前提条件である。親の意向に沿えなければ診療は中断に至ることもある。
  - 子どもの生育歴などの情報は親を通してしか得られない。
  - 子どもは親に保護されており，親は最も身近な環境そのものである。家族の変化（環境調整）が効果的な治療になりうる。
  - 一方で，親と子は情緒的なつながりをもっており，親の葛藤が子どもに影響する。そのため親に対する治療が必要になる場合がある。
- 家族の役割は子どもの発達段階によって変化する。乳幼児期には保護的かつ支配的であり，成長とともに葛藤が表面化し，思春期には対抗的にもなる。それにつれて面接も同席から分離へと向かうことになろう。
- したがって，診療においては家族の保護的な機能を強化し，葛藤的な側面を緩和することが基本的な対応となる。
- 医療機関では疾病－治療という枠組みが前提となっているため，親機能を強化するような指示的対応が選択されやすい。
- 親面接で親の葛藤の影響が大きいと思われる場合も，基本的には子どもの治療というスタンスを堅持し，親自身の治療を必要とする場合は別に親のカルテを作っ

て治療契約を取り直す（仕切り直しをする）のがよい。

## 2）家族の力を生かす

> *Point* 家族は原因ではなく，治療資源である。

- 子どもの「疾患」は「心因」の影響を受けやすく，一過性であることも多い。子どもの成長に従って解決することも多く，「診断」はしばしば変更される。これらは家族に希望をもってもらいやすい特徴である。
- 症状は薬物療法だけで治癒に至らない場合が多い。逆に家族が治療に関与できる部分が大きい。
- 重篤な「疾患」が少ない。自殺や摂食障害などの一部の危機介入を除いて家族の対応にも時間的余裕がもてる場合が多い。
- 一方で，「治療」という対応にはなじまない発達障害など生来の特性が大きく影響する。もとより家族の責任ではない。
- 「原因」を追究するような因果論的，疾病論的アプローチが奏功しにくい分野である。家族はしばしば「原因」を求めるが，あまつさえ医療者が家族に「原因」を転嫁することは見当外れである。
- しかし，親と面接するということだけで，親は最初から自分に原因や責任があると思い込みやすい。医療者はそのように考えてはいないことを最初に説明しておく必要がある。
- 他方で，医療以外の社会（教育，福祉，地域）との関わりが治療を左右する。家族はそれらとの媒介を果たしているという意味でも重要である。

### 3) 家族をシステムとしてみる[4]

> ***Point*** 家族がまとまりをもちながら成長しつづけているか？

- 家族は相互に依存するメンバーによる集団であり，変化の可能性をはらみつつも恒常性を保つシステムである。
- そこで起こる現象は自然科学で前提とされる直線的因果律（原因→結果）では説明できず，相互の関係性により結果がさらに原因になる円環的因果律（原因→結果→原因……）が前提となる。
- 家族システムには夫婦，親子，同胞などの下位システム（subsystem）と親戚，地域社会などの上位システム（larger system）があり，システム間にも相互作用がある。

> ***Point*** 家族関係は相互的である（"悪者""犯人"はいない）。

- 家族システムが機能し続けるためには，家族成員の変化に応じて柔軟に発展する必要がある。システムが進化に失敗するとメンバーの誰かに症状や「問題」が生ずると考えられる。
- いいかえれば，子どもの「問題」に直面した家族は，従来の体制に固執し，変化の可能性を見失っている場合が多い。

## 3. 家族との面接

第2章では，親子（母子）並行面接について説明されているが，そのような方式のための人や場所が得られない場合もある。

以下に，面接の進め方について家族の観点から改めて整理する。

### 1）初回面接でみきわめること
面接をはじめる際に，次のことを総合的に考慮して，家族と共にどのように取り組んでいくかを見立てる。
- 家族にとって何が「問題」か。どうなったら「解決」すると考えているのか。
- 家族は「問題」の「原因」をどう考えているか。
- 何を「治療」するのか。
    - ◇これらのことを，家族と面接しながら治療者が頭の中で仮説として組み立てていく。
    - ◇同席で聞いた場合と個別で聞いた場合では答えが異なることも往々にしてあるので，その差異にも留意しておく。

### 2）個別か同席か
- 親子を分離できるか。乳児や，子どもの分離不安が強い場合は同席面接になる。
- 子どもが個別面接を望む場合は，まずその希望を優先する。個別面接での子どもの話は親には伝えないのが原則である。子どもが思春期以降であったり，言葉によるやり取りが十分できる場合は，成人に準じて個別面接が中心でよい。
- 最初から親または子どもしか来院しない場合は個別面接となる。ただ，この場合も「同席しているとしたら」という想定で面接することはできる。
- 家族の機能不全が顕著であったり，子どもと親が考える「問題」や「治療」の目標がかけ離れていたり，不明である場合は，ある程度は同席面接を設定した方がよい。
- 決められない場合は，当面，個別面接と同席面接を交互に行うよう提案してみてもよい。

> ***Point*** 面接における家族の相互作用は，個別→同席→合同面接の順に強くなる。

### 3）家族（親）との個別面接

- 親子の相互作用がほどほどで，いいかえればお互いに健康度がある程度高い場合は，それぞれ別の治療者が個別（分離）面接を担当してもよい。これを同時間に並列で行えば第2章で紹介した「親子（母子）並行面接」になる。ただし，治療者間に緊密な連携（チーム医療）がなければ治療は方向性を失いかねない。
- 一方，村瀬は経験上，関係性が複雑な場合は一人の治療者が担当する方がよいと指摘している[5]。

【面接のすすめ方】

次の二つの方向性は画然と分けられないが，どちらに傾いているかを治療者は自覚できている必要がある。

A　環境としての親機能を強化することを目的とする場合
- 親ガイダンス：親がとるべき態度を助言したり，医学的知見に基づいて指導する。ウィニコットのいう"ほどよい親（good enough mother）"を念頭に。
- 心理教育：病気や障害についての知識を伝え，対処法を習得してもらう。ペアレント・トレーニングのように集団で行うこともある。

B　親との葛藤の影響を軽減することを目的とする場合
- 親の悩みを聴くことからはじめるが，子どもの「問題」を話し合っているという枠組みを保つ。安易に親の「問題」が子どもに影響しているという立場は取らない。
- 次第に親自身の葛藤を扱うことが主になる場合は，親と合意できれば親治療に移行し，改めて治療契約を取り直して，カルテも親自身のカルテに改める方がよい。子どもの「問題」が解決すれば，通常の成人の治

療となる。
- 親自身が以前から精神障害の治療をしている場合は，主治医と連携して子どもの治療にあたる。親の治療者を兼ねることは，（同席面接と同様に）相互作用を扱えるかどうかにかかっているので慎重に考慮する。

### 4）家族との同席面接・合同面接
- 同席面接の場合は一人の治療者が担当することになるが，必要に応じて共同治療者（co-therapist）が参加する。共同治療者としての心理士がいない場合は，連携がとれていれば看護師やソーシャルワーカーでも可能である。共同治療者は，主治療者と協調しつつも，やや違う立場をとって関与することで親子の葛藤の受け止め手となり，家族関係のモデルともなる。
- 個別面接をしている親子それぞれの担当者が一緒に集まって面接をすると親子合同面接になる。それぞれの治療者が親子を代弁するような働きがある。
- 親子以外の家族を含めた多人数が一堂に会すると合同家族面接になる。この場合も相互作用が複雑になるので共同治療者がいた方がよい。
- 総合病院で治療者が一人しかいない場合は，前半を子どもとの個別面接，後半を家族との同席面接とするなどの工夫が必要である。

【面接のすすめ方】
- 通常は家庭において親子で取り組める課題を設定し，スモールステップに分けて実行を促すような行動療法的治療を設定することが多い。その進捗を話し合うことで自然に家族関係が浮き彫りになる。
- 家族関係は白板に家系図（genogram ジェノグラム）を描いて，家族に図示しながらすすめると理解しやすい。
- "家族各自が語ることをお互いに聴く場所"を提供す

ることにより，相互作用を促進する。
- ときには治療者たちが家族関係のモデルとなることができる。
- 母子の同席面接では，他に誰が参加してほしいかを尋ねて合同面接を計画するとよい。特に父親の参加が転回点になることが多いが，それにも潮時というものがある。

### 参考文献
1) Satir V：Conjoint Family Therapy: A Guide to theory and technique. Palo Alto, California: Science and Behavior Books, Inc., 1967〔バージニア・サティア（著），鈴木浩二（翻訳）：合同家族療法．岩崎学術出版社（絶版），東京，1970〕
2) 日本家族研究・家族療法学会編：家族療法テキストブック．金剛出版，東京，2013．
3) Anderson H：Conversation, language, and possibility: A postmodern approach to therapy. Basic Books, New York, 1997.〔ハーレーン・アンダーソン（著），野村直樹，青木義子，吉川 悟（翻訳）：会話・言語・そして可能性．金剛出版，東京，2001〕
4) Hoffman L：Foundations of Family Therapy: A Conceptual Framework for Systems Change. Basic Books, New York, 1981. リン ホフマン（著），亀口憲治（翻訳）：家族療法の基礎理論─創始者と主要なアプローチ．朝日出版社，東京，2006．
5) 村瀬嘉代子：子どもと家族への統合的心理療法．金剛出版，東京，2001．

〔宮川真一〕

## 第4章
～適応とメリットを理解しよう～
# 入院治療を要する場合の対応

## 1. 入院治療を要する場合

### 1) 入院治療を要する疾患や状態

> *Point* 児童青年期は成人期と比べて随分違う。

入院治療を要する児童青年期の精神科の疾患や状態は多岐にわたる[1]。

- 自閉スペクトラム症,注意欠如・多動症,神経性やせ症などの摂食障害,解離症,強迫症,抑うつ障害,双極性障害,統合失調症,素行症,反応性愛着障害,被虐待事例,不登校などである。成人期と比べて精神病圏の疾患は少なく,自閉スペクトラム症や養育環境要因が関連したものが多い。
- 状況反応性に入院が必要な状態になる場合が多い。
  児童青年期の子どもの心理状態は心理社会的な面の影響を受けやすい。特に大きな影響を受けやすい要因は対人関係の困難と学業面の挫折である。それらの結果,精神的不調や精神障害が出現,増悪して入院が必要な状態になることがある。統合失調症,双極性障害などの内因性疾患も成人期に比べ心理社会的な面の影響を受けやすい。
- 養育環境の問題で入院が必要な状態に陥ることがある。
  児童青年期はまた環境の影響を受けやすいが,最も重要な環境は養育環境である。情緒的,愛着形成的な面

で養育環境が不適切な場合，情緒・行動面で不安定になり入院が必要な状態になることがある。
- 地域的事情や病院の性質によって変わる。
地域で期待されている病院の役割やその病院の歴史，特性（児童青年期の精神科医療の専門性，救急患者の受け入れ体制など）によって入院対象の範囲や内容は変わってくる。

## 2）入院適応となるパターン [1,2]

> ***Point*** 児童青年期は心理社会的要因や環境要因の影響を受けやすいため，入院治療を要するかどうかの判断に悩むことが多い。それらを整理する。

- 症状の程度が中等度～重度で家庭生活が困難になっている場合：
統合失調症，双極性障害などの中等度以上の精神病性障害，重症の強迫症などの重度の神経症性障害，痩せの著しい神経性やせ症などが当たる。いわば入院の絶対適応になる。
- 家庭生活での不適応状態が強く，入院治療で改善されることが期待できる場合：
母子関係そして／または父子関係や，きょうだいとの関係の増悪などが要因となって家庭で暴れたり引きこもったり，あるいは行動上の問題がある程度以上起こっている場合に，一旦家庭から分離して子どもの状態を安定させ，介入して増悪している家族との関係の改善を図る。家庭内暴力，引きこもり，素行症，神経症性障害の反応性の増悪，自閉スペクトラム症の情緒・行動面の状態の増悪，不登校などが当たる。
- 学校や社会生活面での不適応が強く，家庭ではその改善が困難な場合：
学校や社会生活が子どもにとって適応できる範囲を超

えて負担になっており，入院させることで負担の軽減を図ることができる。これには学校などの環境への過剰適応も含まれる。自閉スペクトラム症，神経症性障害，神経性やせ症，不登校などが当たる。

- 家庭での不適切な養育環境が要因となって精神障害が出現しているか増悪している場合：
一旦家族から分離して情緒，愛着形成的な面から適切な対応ができる病棟環境に子どもを置くことで症状の軽減と心理的安定を図ることができる。被虐待事例，素行症，反応性愛着障害，情緒・行動面での不安定さが増悪している自閉スペクトラム症，不登校などが当たる。子ども本人への治療と同じ程度に，本人との情緒的安定を図り愛着形成を促進させる関係を再構築するための家族への治療が重要である。家族への治療が奏功しない場合は家庭以外（児童養護施設，本人への理解がある親戚など）への退院もあり得る。
- 院内学級が病院に併設されている場合：
不登校が持続している場合に，院内学級に通わせて学業や対人交流などの学校生活への適応を図ることを目的として入院治療に導入することもある。
- 実際にはこれらは重なっていることが多い。
事例に応じて何が問題か，そして問題の解決には何が必要かを考えて入院適応を判断する。

## 2. 入院までの対応

### 1) 入院治療の必要性の説明と同意

> *Point* 十分納得してもらうことが大切である。

- 入院治療が必要であると判断したら：
子ども本人，家族にその理由と入院の目標を説明し，了解を得る。外来受診時に本人に同伴する家族は母親

であることが多いが、入院治療の了解は父親や他の重要な家族からも得ておく。直接の来院が困難な場合は母親を通じてでもよい。本人，家族が決断できない場合は十分に時間をかける。

### 2) 病棟見学または他院への紹介

> ***Point*** 病棟見学は必ず行う。

- 自院に入院させる場合：
説明と共に病棟を見学してもらう。これは本人，家族双方の入院に対する不安や抵抗を軽減し入院生活のイメージを描いてもらいやすくするためである。病棟見学時の説明は実際の入院生活で接することの多い病棟看護師がするのが望ましい。

- 他院を紹介する場合：
自院に精神科病棟，小児科病棟などの入院可能な適当な設備がなく他院を紹介する場合は，言うまでもないが紹介先に入院治療の必要性の判断の材料として生育歴，現病歴，家族歴，治療経過を記載した診療情報提供書を送り，入院を受け入れてもらう。

### 3) 入院形態

- 精神科病棟に入院させる場合：
基本は任意入院である。しかし任意入院の治療同意が困難な小学校低学年以下の年齢の場合や，精神病性障害などで本人が入院を受け入れていない場合は医療保護入院とする。その場合でも家族だけでなく本人への説明は十分にする。
また，入院の経過中に必要に応じて入院形態を変更することもある。

- 小児科病棟に入院させる場合：
入院形態の問題はないが，入院治療に導入するための

動機づけをするために本人への説明を十分にする。

## 4. 入院治療の意味

> ***Point*** 児童青年期の子どもの場合,精神科としての入院治療は症状の軽減や消失を図るだけでなく,心理社会的,情緒発達的,対人的な面での子どもの成長に資することが大きな目的である[2]。いくつかの側面から整理する。

- 家族から分離する。
  子どもはいずれ家族から離れ自立していく存在である。入院はそのための体験の一つとなるだろう。退院した後(しばらく時間を要することもあるが),入院治療が子どもにとってよい体験であったと感じられることが大切である。そのための基本は入院治療で子どもと関わるすべての職種の職員が子どもを受け入れること,つまり病棟が子どもを抱えることである。
- 多職種が連携してチーム医療を行う。
  児童青年期の精神科病棟,小児科病棟では,医師,看護師,臨床心理士,ソーシャルワーカー(精神保健福祉士または社会福祉士),院内学級の教師,保育士,ボランティアなど多職種の職員が配置され,子どもや家族などに関わる。
  医師は治療方針の決定などの総括的役割,入退院の決定,薬物療法,精神療法などを行う。看護師は24時間最も身近なところで子どもに接する[3]。ソーシャルワーカーは地域(家庭児童相談室,保健福祉センターなど)や学校,児童相談所との連携の窓口となり,必要な職種が参加するケース会議を開いて情報の共有と環境調整を図り退院後の生活上の困難を少なくする。臨床心理士は個人,集団心理療法を行い子どもと心理的に深く関わる,などそれぞれの職種がそれぞれの分

野で必要な役割を果たす．その際，職種間で常に連携しながら活動することが大切である．
- 治療的な環境と枠組みを作る．
  子どもの状態によっては安全を図るために病棟内に行動範囲を限定する必要がある．
  - ◇ 精神病性障害の場合は入院当初は個室処遇など刺激を避ける環境とし，精神的安静が保てないときには必要に応じて隔離，身体拘束などを行う．
  - ◇ 疾患や障害の種類にかかわらず他の患者との間でトラブルになることが多く，その結果本人自身や他の患者への影響が大きい場合は個室処遇とする．
  - ◇ 自分の思うようにならないときに興奮することが多い自閉スペクトラム症の子どもや行動上の問題をよく起こす子どもに対しては，適応行動にはプラスの評価，不適応行動にはゼロ評価をし，現実対応面での適応度を上げるように行動療法的に関わる．
  - ◇ 神経性やせ症の治療では，痩せが著しい入院当初は活動の制限を厳しくし，体重，体力の回復に伴って段階的に活動範囲を広げていく，いわゆる行動制限（段階的緩和）療法を用いる．
- 同年代の集団に入れる．
  入院治療の対象になる子どもは対人関係を持つのが比較的苦手なことが多い．入院生活で同年代や児童青年期の世代の子どもの集団に入り，そこで成功や失敗を繰り返しながら本人なりの対人関係を持てるようになり，心理社会的に成長することも入院治療の大切な目標の一つである．集団精神療法，SST，アクティビティ，レクリエーションなどの治療プログラムに参加してもらうのもよい．
- 家族に対する治療を行う．
  本人の家族との問題，学校での問題などの整理，適切な接し方のアドバイス，本人を抱える家族のしんどさへの共感と支持など，いろいろな面で家族への支援が

必要である。母親を中心とした家族面接，家族同席面接などを実施する。必要に応じて同意の上，家族を治療の対象にすることもある。
- 学力の保障をする。
入院前に不登校になっていた場合，院内学級に通わせることで十分ではないが学業面での遅れをある程度取り戻し，退院後学校に復帰しやすくなる。院内学級がない場合，担任と連携して課題を出してもらうことや訪問教育などの対応をできる範囲で行う。学習ボランティアの導入もよい。

## 5. 入院治療が可能な病院

　厚生労働省は，平成23年度から発達障害，児童虐待，養育環境としての家庭の問題などの子どもの心に関する問題に対応するために「子どもの心の診療ネットワーク事業」（以下ネットワーク事業）を実施している。
　それによると，各都道府県に子どもの心の診療拠点病院（以下拠点病院）を置き，そこを中心に地域の医療機関，児童相談所，発達障害者支援センター，保健所，保健福祉センター，療育施設，福祉施設，学校などの教育機関，警察などと連携し，子どもの心のケアを行うとともに，拠点病院は子どもの心を専門に扱う医師やその他の専門家の育成，子どもの心の問題に関する正しい知識の普及などを行い，国立成育医療研究センターがネットワーク事業の中央拠点病院として，都道府県拠点病院に対する支援，医療の均てん化推進，専門家派遣，研修，調査研究，情報収集・情報の提供，普及啓発に取り組んでいる。
　また，児童青年期精神科患者の入院治療可能な医療機関が加入している団体として全国児童青年精神科医療施設協議会（全児協）がある。参考までに子ども（思春期を含む）の精神科的入院治療が可能な子どもの心の診療拠点病院（表4-1）と全児協正会員施設（表4-2）を挙げておく。

■表 4-1 入院治療が可能な子どもの心の診療ネットワーク事業拠点病院（平成 28 年 9 月 10 日現在）

| 機関名 | 担当部署 | 連絡先電話番号 |
|---|---|---|
| 東京都立小児総合医療センター | 児童・思春期精神科 | 042-300-5111 |
| 神奈川県立こども医療センター | 児童思春期精神科，発達支援部臨床心理室 | 045-711-2351 |
| 山梨県立北病院 | 精神科 | 0551-22-1621 |
| 静岡県立こども病院 | こころの診療科 | 054-247-6251 |
| 石川県立高松病院 | 精神科 | 076-281-1125 |
| 三重県立小児心療センターあすなろ学園 | 児童精神科 | 059-234-8700 |
| 大阪府立精神医療センター | 児童・思春期科 | 072-847-3261 |
| 兵庫県立光風病院 | 地域医療連携室 | 078-581-1013 |
| 鳥取大学医学部附属病院 | 脳神経小児科 | 0859-38-6775 |
| 島根県立こころの医療センター | 医療局医療技術部心理 | 0853-30-0556 |
| 岡山県精神科医療センター | 児童思春期精神科 | 086-225-3821 |
| 四国こどもとおとなの医療センター | 児童心療内科，児童精神科 | 0877-62-1000 |
| 国立病院機構肥前精神医療センター | 受診相談係（地域医療連携室） | 0952-52-3231 |
| 大分大学医学部附属病院 | 小児科・児童精神科 | 097-586-6830 |
| 熊本大学医学部付属病院 | 神経精神科 | 096-373-5566 |
| 国立病院機構琉球病院 | 子ども心療科 | 098-968-2133 |

| 外来診療 | 初診時<br>診療対象年齢 | 入院診療 | 診療対象年齢 |
| --- | --- | --- | --- |
| ○ | 18 歳未満 | ○ | 18 歳未満 |
| ○ | 中学 3 年生まで | ○ | 中学 3 年生まで |
| ○ | 原則 10 歳以上 | ○ | 原則 10 歳以上 |
| ○ | 中学生以下 | ○ | 中学生以下 |
| ○ | 小学生以上 | ○<br>(救急事例限定) | 中学生以上（児童思春期専用病床なし） |
| ○ | 原則 18 歳未満 | ○ | 原則 15 歳以下 |
| ○ | 20 歳未満 | ○ | 20 歳未満 |
| ○ | 20 歳未満 | ○ | 20 歳未満 |
| ○ | 16 歳未満（中学生以下） | ○ | 16 歳未満（中学生以下） |
| ○ | 小学生〜高校生 | ○ | 小学生〜中学生 |
| ○ | 未成年 | ○ | 未成年 |
| ○ | 18 歳以下 | ○ | 18 歳以下 |
| ○ | 3 歳〜 18 歳 | ○ | 3 歳〜 18 歳 |
| ○ | 高校生以下 | ○ | 15 歳以下 |
| ○ | （子ども外来）乳幼児〜 19 歳 | ○<br>予約制のため要相談 | 要相談 |
| ○ | 1 歳〜 18 歳 | ○ | 6 歳〜 18 歳 |

■ 表 4-2　全国児童青年精神科医療施設協議会正会員施設一覧
　　　　　（平成 28 年 9 月 10 日現在）

| 施設名 | 院内標榜科<br>（担当部署）名 |
|---|---|
| 東北福祉大学せんだんホスピタル | 児童精神科 |
| 自治医科大学とちぎ子ども医療センター | 子どもの心の診療科 |
| 新潟県立精神医療センター | 精神科（児童青年期外来，児童青年期病棟） |
| 長野県立こころの医療センター駒ヶ根 | 児童精神科 |
| 茨城県立こころの医療センター | 児童精神科 |
| 千葉市立青葉病院 | 児童精神科 |
| 国立国際医療研究センター国府台病院 | 児童精神科 |
| 国保旭中央病院 | 児童精神科 |
| 東京都立小児総合医療センター | 児童・思春期精神科 |
| 医療法人財団青渓会　駒木野病院 | 児童精神科 |
| 神奈川県立こども医療センター | 児童思春期精神科 |
| 山梨県立北病院 | 精神科 |
| 埼玉県立精神医療センター | 児童・思春期精神科 |
| 静岡県立こども病院 | こころの診療科 |
| 国立病院機構　天竜病院 | 児童精神科 |
| 三重県立小児心療センターあすなろ学園 | 児童精神科 |
| 大阪府立精神医療センター | 児童・思春期科 |
| 大阪市立総合医療センター | 児童青年精神科 |
| 医療法人杏和会　阪南病院 | 児童精神科 |
| 兵庫県立光風病院 | 児童思春期精神科 |
| 岡山県精神科医療センター | 児童精神科 |
| 医療法人翠星会　松田病院 | 精神科・児童精神科 |
| 島根県立こころの医療センター | 精神科（児童思春期外来） |
| 四国こどもとおとなの医療センター | 児童精神科 |
| 高知医療センターこころのサポートセンター | 児童精神科 |
| 長崎県精神医療センター | 精神科 |
| 医療法人カメリア　大村共立病院 | 児童精神科・精神科・心療内科 |
| 国立病院機構　肥前精神医療センター | 児童精神科（子ども外来） |

| 連絡先電話番号 | 外来診療,入院診療 | 診療対象年齢（初診時） |
|---|---|---|
| 022-303-0181 | ○ | 外来：6歳～18歳，入院：～19歳 |
| 0285-58-7750 | ○ | 6歳（小学生）～15歳（中学生） |
| 0258-24-3930 | ○ | 18歳以下（初診は他院からの入院依頼のみ受け入れ：2014年11月現在） |
| 0265-83-3181 | ○ | 15歳（中学3年）まで |
| 0296-77-1151 | ○ | 外来：小学生～中学3年生まで，入院：小学生～20歳未満 |
| 043-227-1131 | ○ | 5歳ぐらい～18歳 |
| 047-372-3501 | ○ | 15歳（中学3年）まで |
| 0479-63-8111 | ○ | 4歳～15歳 |
| 042-300-5111 | ○ | 18歳未満 |
| 042-663-3286 | ○ | 中学生以下 |
| 045-711-2351 | ○ | 中学3年生まで |
| 0551-22-1621 | ○ | 原則10歳以上 |
| 048-723-1111 | ○ | 小学生・中学生 |
| 054-247-6251 | ○ | 中学3年生まで |
| 053-583-3111 | ○ | 15歳（中学3年）まで |
| 059-234-8700 | ○ | 外来：原則18歳未満，入院：原則15歳以下 |
| 072-847-3261 | ○ | 18歳以下 |
| 06-6929-1221 | ○ | 18歳未満 |
| 072-278-0381 | ○ | 5歳ぐらい～中学卒業まで |
| 078-581-1013 | ○ | 幼児期から20歳未満 |
| 086-225-3821 | ○ | 義務教育年代および高校生年代 |
| 082-253-1245 | ○ | 0歳～上限なし |
| 0853-30-0556 | ○ | 外来：概ね18歳まで，入院：小学生，中学生 |
| 0877-62-1000 | ○ | 18歳以下 |
| 088-837-3000 | ○ | 15歳（中学3年）まで |
| 0957-53-3103 | ○ | 就学前～18歳 |
| 0957-53-1121 | ○ | 外来：6歳以上，入院：10歳以上（それ以下も応相談） |
| 0952-52-3231 | ○ | 3歳～18歳 |

なお，これら以外にも精神科病院，総合病院精神科病棟，小児科病棟などで入院治療可能な病院はいくつかあるので，必要な場合は各自で調べられたい．


### 参考文献
1) 菊地祐子，市川宏伸：児童精神科における入院治療．精神科治療学，23 増刊号：45-49, 2008.
2) 豊永公司：入院治療―医師の立場から．別冊発達 27 児童青年精神医学の現在，p.200-204, 2003.
3) 左 直子：入院治療―看護の立場から．別冊発達 27 児童青年精神医学の現在，p.205-209, 2003.

〈豊永公司〉

# 第5章
## ～パートナーの仕事を理解しよう～
## 臨床心理士の役割

## はじめに：臨床心理士とは

- 臨床心理士とは，公益財団法人日本臨床心理士資格認定協会が指定する大学院で修士号を取得後，資格審査に合格した者に与えられる資格である。
- 臨床心理士の専門業務は「1. 心理・発達アセスメント」「2. 臨床心理面接」「3. 臨床心理的地域援助」「4. 1～3に関する調査・研究・発表」とされている。

## 1. 心理・発達アセスメント

### 1) 心的側面を多角的に捉えるテストバッテリーを組む

> **Point** 被検者の負担は最小限に，かつ最大限の理解が得られるような効果的なバッテリーを組む。

- 子どもは発達過程にあるため，子どもの全体的な発達がどの段階にあるか，身体，知能，情緒，および社会性といった各側面における発達段階はどうであるかを把握しておくことは，その子どもの特性を知り，学習プログラムや支援計画を立てる上で非常に有用となる。
- 学校への不適応や思春期の問題の背景には，精神疾患や知能や発達の遅れ・偏りが潜在している場合がある。
- 質問紙法やSCT（文章完成法）などのパーソナリティの意識水準を測定するもの，ロールシャッハ・テストやバウムテストなどのパーソナリティの無意識水準を

測定するもの，WAISなどの知的側面を測定するものなど，異なった水準の検査を組み合わせて実施することで，心的側面を多角的に捉えることができる。
- 検査者は個々の検査に習熟する必要がある。それぞれの検査には特徴と限界があることを理解した上で，被検者の負担が少なくかつ効果的なバッテリーを組む。

### 2) 検査への導入と検査の施行

> *Point* 被検者は検査を受けること自体に不安を覚えやすい。

- 被検者は，検査を受けることについて"自分の内面が暴かれてしまうのではないか""周囲が自分を異常だと考えているのではないか"と考え，不安や心配を強くしていることがある。被検者に検査の目的をしっかりと説明し，不安を軽減させ，ラポールを築いて，問題意識を共有することが重要である[1]。
- 子どもの場合も，発達段階と理解力に応じて，検査の目的をわかりやすく説明する。
- 小さい子どもの場合は特に養育者に対して検査目的を説明する。子どもが安心できるように養育者からのサポートを得られるようにすることが必要である。
- 一人の臨床心理士が，同じ子どもに対し心理療法と心理検査を兼務することには慎重である方が良い。子どもにとって自分を受容してくれる存在である心理士が同時に自分を評価する存在にもなることで，子どもに混乱が生じ治療関係に影響が出る可能性があるからである。
- 行動観察から得られる情報も検査情報と同様に把握し医師に報告する。

### 3) フィードバック

> **Point** 本人と保護者が状況を理解し，今後を展望できるようにフィードバックを行う。

- 問題の指摘だけではなく，本人と家族が理解を深め，新たな視点を獲得することによって，支援・治療に役立て，今後の可能性を共有できるようなフィードバックを行う。
- 心理検査は，特定の側面を測定しているにすぎないこと，将来的な成長や発達の可能性についても留意する。
- 本人や保護者に対し検査結果を説明する際には，その検査が定める規準（もしくは，一般的には日本テスト学会（http://www.jartest.jp/）による「テストの開発・実施・利用・管理に関わる規準」）に従い，検査問題や検査用具を示したり，記録用紙を複写したりすることは差し控え，結果の概要や支援の目標などについて適切に説明するよう努める。
- 心理検査の結果は，必要に応じて支援関係者にも伝え，適切な援助に結び付けられるように理解を共有することが重要となる。その際，連携先が資格を持つ専門家として認められる場合は，検査の際の記録用紙の複写も例外として許される。

## 2. 臨床心理面接

心理療法は原則として毎週一回，45〜50分の枠で，曜日・時間・場所を固定して行うのが一般的である。

### 1) 遊戯療法（プレイセラピー）

> **Point** 遊びは子どもにとっての言語である[2]。

- 幼児から学童くらいまでの子どもが対象となる。言語

が未発達な幼児や情緒的不適応となっている子どもに有効である。神経発達症を持つ子どもにおいても，二次的な情緒反応や対人不安を改善し，パーソナリティの発達を助けるのに役立つ[3]。

- プレイルームの広さは，年齢，目的，人数によって異なるが，だいたい20m$^2$ほどで，砂場や水遊び場が備わっている場合もある。玩具は人形や積み木，お絵かきセット，粘土，箱庭などの使用法が固定されず，創造的に遊ぶことができるものを揃えるとよい[3]。
- 成人が言語で自分を表現するように，子どもは遊びを通して自分を表現する。セラピストが温かく，受容的な態度で接し，子どもの表現を促すことで，子どもは自身を肯定的に感じるようになり，感情をコントロールする力を身につける[2]。
- 遊戯療法では子どもに適度な制限を課すことが必要。開始・終了時間を守ること，玩具を壊さないこと，身体的な危害を加えないことなど。子どもは制限を守ることで，自己統制感と自尊感情を高める[2]。
- 言語が発達した子どもには，遊戯療法よりも言語による面接が有効なこともある。

## 2）心理面接

> **Point** 心理療法には様々な技法が存在し，それぞれの患者，症状に適した技法を選択する。

- 様々な心理療法の技法が存在する。ここでは，そのうちのいくつかを紹介する[4]。
    ◦ **力動的精神療法**：自分でも意識できていない感情や受け入れることが難しいこころの葛藤が，不適応行動や心身の症状を引き起こすと考える。また，こうした意識できない感情や葛藤は，幼児期以降の体験の積み重ねから生じていると考えるために，治療に

おいて生育歴を重視する。治療者は直接的な指示や指導をせずに，患者本人が自ら語る中で自分の内面に気づいていけるようにサポートをする。こころの葛藤を理解すること，自分の性格や対人関係のパターンを振り返ることを通して，患者はより適応的な行動をとることができるようになる。夢を扱ったり，非言語的にイメージや感情を表現する手段として描画や箱庭を用いたりすることもある。

◇ **認知行動療法**：学習理論に基づいて不適応行動を消去する行動療法の技法と，歪んだ認知・思考パターンを修正する認知療法の技法が組み合わされた心理療法であり，治療者は多様な技法の中から患者の特徴や症状に合わせて技法を選ぶことができる。認知行動療法の特徴として，治療効果の実証的なエビデンスが多くあること，治療期間を制限し短期間での症状の除去が図られること，患者の過去を問題として扱わないことなどが挙げられる。認知療法はうつ病の治療に，行動療法の技法の一つであるエクスポージャー法は強迫症に有効とされている。

◇ **家族療法**：家族療法では，家族を一つのまとまったシステムとして捉え，そこで家族のメンバーは相互にかかわり合い，連鎖反応を起こしていると考える。そのため，家族療法では，個人の症状は，個人の問題としてではなく，家族のシステムの問題として捉えられる。治療者は患者と患者の家族を同席させたグループ面接を行い，家族のシステムの歪みを明らかにする。家族の機能不全の原因となっている家族内ルールや，悪循環を起こしているコミュニケーションパターンを同定し，それを変化させることで問題を解決する。

### 3) 保護者面接

> ***Point*** 保護者面接を設定することで，保護者の子どもへの理解が深まり，子どもの治療が促進される。

- 子どもの心理療法に並行して保護者面接を設定することで，保護者は子どもの状況に対する理解を深め，子どもに対して支援的にかかわることができるようになる。
- 子どもへの対応についてのコンサルテーションや子どもの面接を行うにあたり，保護者面接から得られる家庭や学校での子どもの様子に関する情報が非常に役に立つ。
- 保護者自身が心理的問題を抱えていることもある。保護者面接によって，保護者が心理的に安定することで，子どもの情緒が安定する。
- 子どもとうまくコミュニケーションがとれない保護者や，子どもへの対応がわからない保護者には助言をする。特に，発達障害の子どもの場合は，子どもが快適に過ごせるよう環境調整をすることが重要になってくるため，臨床心理士は保護者とともに工夫を考える。

## 3. 臨床心理的地域援助

> ***Point*** 臨床心理士の専門知識や傾聴の技術を活かす。

### 1) 家族支援（第3章も参照）

- 家族支援には，家族全員を会した家族療法の視点をもった介入と，個人面接などの特定の保護者や家族成員を対象にした介入がある。
- 自助グループ，ピアグループ，親の会といったグループに参加することが有効に働くことがある。グループを設立する場合は，目的と方針を明確にすることが重

要である。
- 疾患受容が難しい家族もいる。家族の話を傾聴し，場合によっては家族に心理面接を勧める。
- 生活面での環境調整など，家族とともにサポートを計画する。

### 2) 教育機関との連携（第7章も参照）
- 担任，養護教諭，スクールカウンセラー，特別支援教育コーディネーターと連携し，サポート体制を築くことが重要である。
- 臨床心理士の役割の一つは教育機関の関係者と医療関係者の双方の話を聞き，関係を調整する仲介役となることである。

### 3) 医療との連携
- 臨床心理士は，医師，看護師，ソーシャルワーカー，理学療法士，作業療法士，言語聴覚士，薬剤師などと連携し，チーム医療の一員として，臨床心理学の専門性を活かすことが期待されている。特に，パーソナリティの理解や家族力動の見立て，心理治療の方針の決定に際して，専門性が発揮される。

### 4) 福祉との連携（第6章も参照）
- 子どもが就学前の場合は，保育所・幼稚園と連携し，特別な支援が必要な子どもならば，児童相談所や療育機関，社会福祉施設と連携を図りながら，子どもの環境調整，セラピーを行い，時にスーパーバイザーとしての役割も担う。
- 就学後においても，児童相談所など必要に応じて福祉や行政機関との連携を図る。

## 4. 研究活動

> ***Point*** 臨床心理学の研究法は量的研究と質的研究。

- 臨床心理学の研究法は大きく，量的研究（質問紙法調査など）と質的研究（面接での語りの分析など）に分けられる．臨床心理士は，基礎的な統計の知識と面接技術および質的データの概念的分析手法の知識をもっているので，医療領域での研究でも，それらを活かすことができる．

## 5. 臨床心理士と協働するにあたって

> ***Point*** 医師と臨床心理士の観点の違いを認識し，お互いが補い合える関係になることが重要である。

- 医師が，生理学，生化学，神経学，脳科学，薬理学などの自然科学系について学び，生命や健康の維持，現在の問題や症状の解決に力点を置くとすると，臨床心理士は人文社会科学系の教育を受け，その人個人がいかに自分を生きるかに寄り添うことを目的としている．

### 参考文献

1) 松本千夏，黒﨑和泉：第7章 心理アセスメントにおけるテストバッテリーの組み方とフィードバックの工夫─投映法を中心とした立体的クライエント理解．髙橋靖恵編：「臨床のこころ」を学ぶ心理アセスメントの実際 クライエント理解と支援のために．金子書房，東京，2014．
2) ゲリー・L・ランドレス（山中康裕監訳）：新版プレイセラピー 関係性の営み．日本評論社，東京，2014．

3) 氏原 寛,亀口憲治,成田善弘ほか:心理臨床大事典改訂版.培風館,東京,2004.
4) 小此木啓吾,深津千賀子,大野 裕編:心の臨床家のための必携 精神医学ハンドブック.創元社,大阪,1998.

〔船曳康子,天下谷恭一〕

## 心理・発達検査一覧（順不同）

| | | 発行元 |
|---|---|---|
| 《メンタルヘルス》 | | |
| 総合評価 | Global Assessment of Functioning (GAF) | 日本精神科病院協会 |
| 質問紙法 | Achenbach System of Empirically Based Assessment (ASEBA) / Child Behavior Checklist (CBCL) / Adult Behavior Checklist (ABCL) | 京都国際社会福祉センター |
| | Profile of Mood States (POMS) | 金子書房 |
| | Self-rating Depression Scale (SDS) | 三京房 |
| | Beck Depression Inventory-II (BDI-II) | 日本文化科学社 |
| | The General Health Questionnaire (GHQ) | 日本文化科学社 |
| | Cornell Medical Index (CMI) | 三京房 |
| | State-Trait Anxiety Inventory (STAI) | Form X:三京房 新版:実務教育出版 |
| | Manifest Anxiety Scale (MAS) | 三京房 |
| 《発達障害の検査》 | | |
| （半）構造化面接 | Autism Diagnostic Interview™, Revised (ADI™-R) | Western Psychological Services |
| | Diagnostic Interview for Social and Communication Disorders (DISCO) | ― |
| | Pervasive Developmental Disorders Autism Society Japan Rating Scale (PARS) | スペクトラム出版社 |
| 行動観察 | Autism Diagnostic Observation Schedule (ADOS) | Western Psychological Services |
| | Childhood Autism Rating Scale Second Edition (CARS2) | Western Psychological Services |
| | Multi-Dimensional Scale for PDD and ADHD (MSPA) | 京都国際社会福祉センター |
| | Psychoeducational Profile-3rd edition (PEP) | |
| 質問紙法 | Modified Checklist for Autism in Toddlers (m-CHAT) | ― |
| | Social Communication Questionnaire (SCQ) | 金子書房 |
| | Social Responsiveness Scale (SRS) | Western Psychological Services |

| 所要時間 | 対象年齢 | 項目数 | 用途・内容 |
|---|---|---|---|
| | | | 全体機能評価 |
| 15分 | 全年齢層 | 約150 | メンタルヘルス全般 |
| 10～15分 | >15 | 65 | 気分や精神状態の評価 |
| 10～15分 | 成人 | 20 | 抑うつ状態，抑うつ症状の評価 |
| 5～10分 | 13-80 | 21 | 抑うつの重症度判定 |
| 10～15分 | >12 | 60 | 精神面のプライマリー・ケア |
| 30分 | >14 | 男211<br>女213 | 心身両面にわたる自覚症の質と程度の査定 |
| 15分 | >中学生 | 40 | 状態－特性不安検査 |
| 5分 | >16 | 65 | 不安の程度の測定 |
| 180分 | >4 | 93 | 自閉スペクトラム症 |
| 210分 | >幼児 | 418 | 自閉スペクトラム症 |
| 30～60分 | >幼児 | 57 | 広汎性発達障害<br>日本自閉症協会評定尺度 |
| 60分 | 全年齢層 | 28-32 | 自閉スペクトラム症 |
| 10分 | 全年齢層 | | 自閉スペクトラム症 |
| 30分 | >2 | 14 | 特性別発達障害の要支援度評価 |
| 約1時間 | 2-12 | 172 | 自閉スペクトラム症 |
| 10分 | 1：6-2 | 23 | 自閉スペクトラム症 |
| 10分 | >4 | 40 | 自閉スペクトラム症 |
| 15～20分 | >4 | 65 | 自閉スペクトラム症 |

(つづく)

|  | 発行元 |
|---|---|
| Autism Spectrum Screening Questionnaire (ASSQ) | — |
| Autism-Spectrum Quotient (AQ) | — |
| Asperger Syndrome Diagnostic Scale (ASDS) | Myles & Simpson |
| Conners 3 | 金子書房 |
| Conners' Adult ADHD Rating Scales (CAARS) | 金子書房 |
| ADHD Rating Scale (AD/HD-RS) | — |
| Learning Disabilities Inventory-Revised (LDI-R) | 日本文化科学社 |
| The Pupil Rating Scale Revised (PRS) | 文教資料協会 |

《発達・知能検査》

|  | 発行元 |
|---|---|
| Wechsler Adult Intelligence Scale-Third Edition (WAIS-III) | 日本文化科学社 |
| Wechsler Intelligence Scale for Children-Fourth Edition (WISC-IV) | 日本文化科学社 |
| Wechsler Preschool and Primary Scale of Intelligence (WPPSI) | 日本文化科学社 |
| 改訂版鈴木ビネー検査 | 古市出版 |
| 田中ビネー知能検査 | 田研出版 |
| 日本版デンバー式発達スクリーニング検査 | 日本小児医事出版社 |
| 新版K式発達検査2001 | 京都国際社会福祉センター |
| 遠城寺式乳幼児分析的発達検査 | 慶應義塾大学出版会 |
| 津守式乳幼児精神発達診断検査 | 大日本図書 |
| Illinois Test of Psycholinguistic Abilities (ITPA) | 日本文化科学社 |
| Rey Auditory Verbal Learning Test (RAVLT) |  |
| K-ABC心理・教育アセスメントバッテリー | 丸善 |
| Bayley III | Pearson |

《神経心理学的検査》

|  | 発行元 |
|---|---|
| Wechsler Memory Scale-Reviced (WMS-R) | 日本文化科学社 |
| フロスティッグ視知覚検査 | 日本文化科学社 |

| 所要時間 | 対象年齢 | 項目数 | 用途・内容 |
|---|---|---|---|
| 10 分 | ＞学童期 | 27 | 自閉スペクトラム症 |
| 10 〜 15 分 | >18 | 50 | 自閉スペクトラム症 |
| 10 〜 15 分 | 5-18 | 50 | 自閉スペクトラム症 |
| 20 分 | 6-18 | 保護者用 110 ／教師用 115 ／本人用 99 | ADHD |
| 15 〜 30 分 | > 18 | 66 | ADHD |
| 5 〜 10 分 | >5 | 18 | ADHD |
| 20 〜 40 分 | 学童期 | 約 100 | 学習障害 |
| | 5 - 15 | 24 | 学習障害・ADHD |
| 60 〜 90 分 | 16 - 89 | | 偏差知能指数の測定 |
| 60 〜 90 分 | 5：0-16：11 | | 偏差知能指数の測定 |
| 45 分 | 3：10 - 7：1 | | 知能発達水準の測定・個人間差や個人内差を把握 |
| 40 〜 50 分 | >2 | | 精神年齢・比率知能指数の測定 |
| 60 〜 90 分 | >2 | | 精神年齢・知能指数の測定 |
| 15 〜 20 分 | 0：1 - 6 | | 発達の遅れ・偏りのスクリーニング |
| 45 〜 75 分 | >0：3 | | 発達年齢の測定 |
| 15 分 | 0 - 4：7 | | 乳幼児の発達評価 |
| 20 〜 30 分 | 0 - 7 | | 乳幼児の発達評価 |
| 60 分 | 3：0-9：11 | | 言語学習能力の測定（視覚言語と聴覚言語の対比） |
| 15 分 | | | 聴覚性言語遅延再生検査 |
| 45 〜 75 分 | 2：6 - 12：11 | | 認知機能全体の水準と学習に関する技能の習得度の測定 |
| 30 〜 90 分 | 0：1 - 3：6 | | 乳幼児の発達評価 |
| 45 〜 60 分 | 16-74：11 | | 記憶の諸側面の評価 |
| 1 時間以内 | 4 - 7：11 | | 視知覚能力 |

(つづく)

|  |  | 発行元 |
|---|---|---|
|  | Ray-Osterrieth Complex Figure Test (ROCFT) | — |
| 《パーソナリティ検査》 | | |
| 質問紙法 | 新版 TEG-Ⅱ (Tokyo University Egogram New Ver. Ⅱ) | 金子書房 |
| | 矢田部ギルフォード性格検査 (YG 性格検査) | 日本心理テスト研究所株式会社・竹井機器工業 |
| | Minnesota Multiphasic Personality Inventory (MMPI) | 三京房 |
| | Maudsley Personality Inventory (MPI) | 誠信書房 |
| 投映法 | ロールシャッハ・テスト Rorschach Test | ［図版］日本文化科学社：［用紙］片口法：金子書房，名大法：名教書，包括システム：金剛出版 |
| | Thematic Apperception Test (TAT) | マレー版： Harvard Univ Press 日本版試案（早大版）：金子書房 |
| | Children's Apperception Test (CAT) | 日本版試案（早大版）：金子書房 |
| | Sentence Completion Test (SCT) | 金子書房 |
| | ソンディ・テスト Szondi Test | 原版：Hans Huber 日本版：千葉テストセンター |
| | Picture Frustration Study (P-F スタディ) | 三京房 |
| 描画法 | バウムテスト・樹木画テスト | — |
| | Draw-A-Person Test (DAP); Goodenough draw-a-man intelligence test (DAM); Draw-A-Figure Test (DAF) | DAM：三京房 |
| | House-Tree-Person technique (HTP 法) | — |
| | Landscape Montage technique (LMT) | — |
| | Kinetic Family Drawings (KFD) | — |
| 作業検査法 | 内田クレペリン精神作業検査 | 日本・精神技術研究所 |

| 所要時間 | 対象年齢 | 項目数 | 用途・内容 |
|---|---|---|---|
| 10 分 | | | 複雑図形テストなどの形態認知課題 |
| 20 分 | >15 | 53 | 親・大人・子どもの各自我状態からパーソナリティを把握 |
| 30 〜 40 分 | > 小学生 | 120 | 12 の性格特性からパーソナリティ把握 |
| 45 〜 80 分 | >15 | 550 | 10 の臨床尺度と 4 の妥当性尺度からパーソナリティを把握 |
| 15 〜 30 分 | >16 | 80 | 内向性－外向性と神経症的傾向からパーソナリティを把握 |
| 60 〜 120 分 | > 幼児 | | パーソナリティと病態水準の把握 |
| 60 〜 120 分 | >5 | | 絵画統覚検査<br>ある状況の絵を見て創作された物語からパーソナリティを把握 |
| 60 分 | 5 - 10 | | 児童版の TAT |
| 40 〜 50 分 | > 小学生 | | 精研式文章完成法テスト |
| 5 〜 10 分 | >3 | | 衝動の解明を通して精神病理を把握 |
| 20 〜 30 分 | > 小学 3 年 | | 欲求不満に対する反応と方向性 |
| 5 〜 15 分 | > 幼児 | | 樹木画から無意識水準の状態像を把握 |
| 5 〜 15 分 | > 幼児 | | 人物画からパーソナリティや知的水準を把握 |
| 30 分 | > 幼児 | | 家屋・樹木・人物の描画からパーソナリティを把握 |
| 15 〜 25 分 | > 幼児 | | 風景構成法 |
| 30 〜 40 分 | >4 | | 動的家族画法 |
| 60 分 | > 幼児 | | 連続加算作業からパーソナリティ把握 |

小山充道：必携 臨床心理アセスメント．金剛出版，東京，2008．
氏原 寛，岡堂哲雄，亀口憲治ほか：心理査定実践ハンドブック．創元社，大阪，2006．

## 第6章

~他機関と協調して支援する~
### 教育機関，児童相談所など他機関との連携

## 1．連携のメリットや必要性

> ***Point*** 複数箇所から情報を収集し，診断精度の向上に努める。

- 診断の精度を上げるには，複数の箇所からの情報を，総合的に判断することが大切である。こだわりなどの発達障害の特性を持つ子どもであっても，その状態像は普遍的とは限らず，状況反応的であることも多い。養育者からの情報に加え，教育機関などの家庭外における子どもの行動を聞き取り，診断の参考とすべきである。
- 虐待が疑われる児童について，学校の果たす役割は特に大きい。担任は子どもの情緒や意欲，集中力，性格などの内面の変化，外傷や服装，清潔さなどの外見の変化，遅刻や欠席などの生活の変化に気づいていることも多い。送迎時や家庭訪問時など子どもが養育者と一緒にいる際の様子なども参考となる。
- 行動上の問題についても同様に，家庭内に限局されるのか，学校や地域などの社会的場面でもみられるのかなど，複数の箇所の情報を取ることが必要である。また，担任が家庭での粗暴行為について把握していないことや，子どもが診察室で初めていじめの存在を開示し，養育者が驚くケースなどもある。

> ***Point*** 各機関で協調し，一貫性のある対応をとる。

- 家庭内外で子どもに携わる者が協調し，一貫した対応をとることは，子どもの戸惑いや不安の軽減につながる。複数箇所で継続的に，同一の指示や対応がなされれば，子ども自身の認知や理解が進み，行動の修正や治療効果の向上も期待できる。
- 被虐待児を対象とする場合は，教育機関に加え児童相談所，家庭児童相談室などとの連携が必要となる。各機関が適切に役割分担しながら，協調して支援に取り組むことで，早期発見や支援の迅速化につなげることができる。複数の機関で支えることは，子どもや養育者にとって安心感につながるだけでなく，支援者自身の疲弊や孤立感，無力感を回避することもできる。
- 行為障害や非行については，教育機関や家庭児童相談室，児童相談所に加え警察（少年課）や少年サポートセンターとの連携が有効である。病院や家庭児童相談室での助言や指摘に比べ，経験値が圧倒的に多く，子どもも耳を傾けやすい。また，ここでも関係機関が協調した対応をとることで，再発の防止につなげることができる。

> *Point* 他機関との連携には子どもと養育者の承諾が必要。

- 他機関との連携については，原則として子どもと保護者双方から同意を得て行う必要がある。無断で個人情報を開示することは信頼を失い，治療の中断につながる。

## 2. 他機関との連携の実際

> *Point* 居住地域における教育機関との連携が第一歩。

- **教育機関**（第7章も参照）
  児童精神科医療において，幼稚園や保育園，小中学校

との連携は必須である。家庭外の場所における行動を確認し，行動特性を把握して，診断や対応の参考とするべきである。また，授業中の態度など日常の生活態度に加え，運動会やお遊戯会での様子など，非日常における行動形式を確認し，比較することも必要である。さらに，治療者が教育機関に治療方針，子どもの特性や心理検査結果などを伝え，理解を促すことも大切である。必要に応じてカンファレンスを行い，直接相互交流を図るべきである。場合によっては主治医や精神保健福祉士が現地に赴き，実際の生活の場を確認しておくことも有効となる。

> ***Point*** 居住地域の行政機関を使いこなそう。

- **福祉事務所（福祉センターや地域福祉課，保健福祉課など）**
  障害児に対する福祉行政サービスは多岐に渡り，ライフステージに合わせた段階的なサービスが提供されている[1]。地域行政によっては児童福祉法によるサービスに加え，発達障害児や知的障害児に対する専門療育などの独自サービスを提供している場合も多い。児童支援における通所サービス（児童発達支援や放課後等デイサービスなど）や，行動援護，ショートステイなどの自立支援サービスに対し，指定事業者が個々の支援計画を作成して給付に至る（移動支援や日中一時支援等の地域生活支援事業は支援計画書不要）。いずれも市（区）町村の役所にある福祉事務所が窓口となっている。重症心身障害児や重度の知的障害に限らず，あらゆる障害児がサービスを利用可能であり，早期の段階から福祉事務所への紹介や連携を図るべきである。
- **家庭児童相談室（家児相）**
  福祉事務所に設置されている家庭児童相談室では，家庭児童相談員や社会福祉士が，子どもの発達の遅れ

や，子育てへの不安，親子間の諍い，不登校や非行など，18歳未満の子どもに関する，あらゆる相談に応じている。児童相談所が都道府県，政令指定都市の機関であるのに対し，家庭児童相談室は市（区）町村の機関であり，より地域に密着している。利用者にとって敷居が低く，身近に相談することが可能となる。予め主治医が家庭児童相談室に相談の概要を伝えておくと，利用の際にスムーズとなる。虐待や素行症など専門性や緊急性が高い場合は，児童相談所や警察との連携を優先させる。

*Point* 身近な地域の療育機関を把握しておこう。

- 医療機関が提供する運動機能の発達を目的としたPT（physical therapy），感覚統合などを目的としたOT（occupational therapy），言語機能の発達を目的としたST（speech therapy）に加え，地域の社会福祉法人などが提供する障害児通所支援などを把握しておくことは有用である。前述の通り，窓口は役所の福祉事務所だが，給付は指定事業者が行っている。発達障害や知的障害などを問わず，あらゆる障害児を対象とし，早期療育やSST（social skill training）が行われ，効果をあげている。

障害児通所支援[1,2]は①日常生活における基本的な動作の獲得や集団適応などを図る，未就学児を対象とした福祉型児童発達支援，②四肢や体幹の機能障害のある児童に対し支援および治療を行う医療型児童発達支援，③就学中の障害児に対し，授業終了後や休日に生活能力の向上や社会との交流促進を図る放課後等デイサービス，④保育所や幼稚園，小学校等へ通う障害児童が，障害児以外の児童との集団生活に適応することができるように，障害児本人，施設職員への支援を行う保育所等訪問支援サービスがある。初めて診断がつ

くケースでは未紹介のことが多く，必要に応じて未就学児で身体に機能障害がなければ①福祉型児童発達支援を，就学児であれば③放課後等デイサービスを紹介するとよい。

> ***Point*** より広範な地域をカバーする行政機関との連携。

- **児童相談所（児相）**
  平成 27 年 4 月 1 日時点で全国に 208 か所（一時保護所の併設は 135 か所）が設置されている。子どもに関する家庭その他からの相談に応じ，効果的な援助を行うことを目的に設置されている[3]。主な役割として相談・判定・調査・措置，一時保護がある。虐待への対応だけでなく，発達障害児や不登校，引きこもり，非行などの専門的な知識や技術を要する相談に応じ，必要に応じて子どもや保護者の状況などを情報収集し，助言や支援を行う。場合によっては家庭外の場所に子どもを措置することもある。養育者を対象とした子育ての悩みや子どもの悩みについての電話相談も受けている。療育手帳や特別児童扶養手当などの判定も児童相談所（発行は自治体）の役割の一つである。これらの業務に対する対象年齢は原則として 18 歳未満である。

- **一時保護所**
  子どもを家庭から一時的に引き離す必要がある場合や，子どもが自らや他者に危害を及ぼす，もしくはその恐れがある場合，児童相談所長または都道府県知事などの判断で，子どもを一時保護所に一時保護できる。原則として子どもと保護者の同意が必要であるが，虐待を受けている子どもを保護するなどの職権一時保護の際は，同意は不要である。一時保護所では身体拘束や個室施錠などは認められておらず，行動の制限が必要な場合は，他機関での処遇を検討する。一時

保護後に，児童自立支援施設，情緒障害児短期治療施設あるいは医療機関などの，より専門的な機関において対応が必要な場合は委託一時保護という形式での入所，入院の処置がとられる。

- **発達障害者支援センター**
発達障害児やその家族，関係機関からの様々な相談に応じ，療育に関する助言や関係機関への紹介を行っている。発達検査や個別の支援計画を作成する場合もある。就労支援やペアレントトレーニングなどの研修会も開催している。都道府県，政令指定都市の機関であり，直接的な支援機関や気軽な相談窓口というよりも，地域機関と連携して，後方支援的な役割を担う。対象は発達障害に限られ，成人も含まれる。

> *Point* 非行や素行症に対しては，時に強力な機関との連携も必要。

- **少年サポートセンター**
万引きや飲酒喫煙，暴力や性加害など行動面の問題を生じている子どもに対し，少年相談の専門職員が継続的な面接や立ち直り支援活動を行っている。平成26年4月1日時点で全国に196か所（うち警察施設以外67か所）設置され，申し出により家庭訪問もなされている。施設によっては心理士の資格を持った職員がSSTや心理カウンセリングを実施している。

> *Point* 要対協を知っておこう。

- **要保護児童対策地域協議会（要対協）**
被虐待児童や非行児童などの要保護児童（児童福祉法による①保護者に監護させることが不適当であると認められる児童，②保護者のない児童），およびその保護者を支援対象者として，地域機関が情報交換や支援

内容の協議を行う[4,5]。主として市町村が設置主体となる地域協議会である。市町村の担当部署，家庭児童相談室，児童相談所，医療機関や教育，福祉，保健，警察，司法機関などで構成され，民間団体やボランティア団体などの参加も認められている。要対協の個別ケース会議で各機関が連携，協議することで，問題の早期発見・早期対応につなげることができる。また，情報の共有化や役割分担を図ることで，各機関の責任が明確化され，支援の停滞や機関間の温度差を防ぐこともできる。要対協では支援内容を一元的に把握する機関の選定が求められている。市町村（家児相や子育て支援室などの担当部署）が窓口となり，かつその役割を果たすことが多い。

## 参考文献

1) 全国社会福祉協議会：障害者福祉サービスの利用について．平成 27 年 4 月版．
2) 厚生労働省：障害者総合支援法・児童福祉法とサービス管理責任者・児童発達支援管理者の役割．
3) 厚生労働省：児童相談所運営指針．
4) 厚生労働省：要保護児童対策地域協議会設置・運営指針．
5) 中村 敬：要保護児童地域協議会と医療機関．小児科臨床，60(4): 797-803, 2007.

（松本慶太，豊永公司）

## 第7章
～教育機関と上手につながる～
### 教師・スクールカウンセラーとの連携

## はじめに

子どもにとって生活の場は家庭であり，社会の場は学校が中心となる。その普段の場の保障とその場面での適応が重要であることは言うまでもない。

## 1. 教育機関との連携のための基本

### 1) 伝える内容について

> **Point** 診断名のみならず，生活サポートに必要な点や特性，できることできないことを伝える。

- 本人，保護者の意向を踏まえた上で連携を開始する。
- 教育現場からは，友人，学業など，集団における普段の状況の情報を得る。
- 医療側からは，医学的所見や発達・心理検査などに基づいた客観的なデータを情報提供する。診断名や知能指数のみでは不十分で，検査結果から得られる特性や得意不得意を具体的に返す[1]。多くの子どもを抱える多忙な現場における複数のスタッフの共通理解につながるよう，できれば視覚的にわかりやすく伝えることに留意する。ただ，現場での工夫の余地を残すようにも配慮する。
- 無理できないポイントと，スキルアップを目指してあえてした方がいいポイントにつき，現場の状況に照ら

し合わせて助言するが，話し合いが望ましい。

## 2）連携のスタンス

> ***Point*** 関連機関同士がよい関係を維持すること自体が，子どもにとって有益となる。

- 教育現場は集団的観点，医療現場は個別の観点で捉えやすい。それぞれが重要であるため，お互いの情報を交換するが考えを押し付けないように注意する。
- 現場の様々な事情（管理職と担任集団との関係や地域と学校との関係，支援の経緯など）への配慮を示すことが，連携に必要な信頼関係を築くことにつながる。
- 目標設定の観点では，教育現場はボトムアップ的，医療現場はトップダウン的な発想から考える傾向がある。本人の生活年齢や発達特性の強さを評価しつつ，目標設定の根拠を両者で共有できることが望まれる。
- 急ぐ事項と長期的視点の両面で検討する。次のライフステージにスムーズに移行できるよう，予測できる問題は対策を検討する。
- ケース会議を持てるとよいが，出張規則や費用，受診料などが課題となることがある。実際上は，できるだけ動きやすい職種のスタッフが入り，手紙や電話を通して調整することが多い。

## 3）個人情報

> ***Point*** 保護者の了解のもと，子どもに有益となるよう。

- 個人情報保護と連携が相反するようになる場合がある。子どもにとっての有益性を考え，保護者の承諾を得た上で，情報管理と倫理に注意しながら進める。

- 保護者が教育・医療機関間での情報伝達や調整ができるとよいが，難しい場合は保護者の了解のもとでスタッフ（スクールカウンセラーや精神保健福祉士など）が動くことになる。了解自体が難しければ，保護者に対する配慮も並行して行う。
- 養育に疲れて虐待が疑われる場合，「支援を必要としている保護者がいる」といった内容で関連機関に連絡すると，保護者支援を考慮した上で，子どもにも目が行きやすい。

### 4) 薬物療法

> *Point* 効果判定には教育現場での観察が参考になる。

- 薬の必要性，効能，副作用，服用期間，注意点，観察ポイントなどを伝える。
- 教育現場から，客観的に見た薬の効果，新たに出る問題点，副作用などの情報収集を行う。
- 学校での服薬管理は容易でない場合があり，できるだけ家庭で服薬できるようなタイミングに配慮する。その他，工夫できる案について意見交換を行う。

## 2. 各年齢層における教育機関との連携について

### 1) 保育園・幼稚園

> *Point* 保護者に配慮。障害を指摘する場合は，先にサポート体制の確保を行う。

- 発達障害の兆候がわかり始める時期。特に，同年齢の集団に入ることで特徴が目立ってくるようになる。しかし，周囲と違うことが異常であるという図式とならないよう見守りの姿勢で対応する。

- 保護者に動揺がみられやすく，またそのことが子どもに影響しやすい時期でもあるため，保護者の心情に十分に配慮する。
- 専門機関につなぎにくい場合，無理せず，支援体制を確保しながら時期を待つ。
- 健診システムや保健センターで，発達相談やフォローアップをされている場合，必要に応じて役割分担と効率よい連携を検討する。
- 保護者・園・医療機関など，立場によるスタンスの違いは起こりうるが，方向性を合わせるよう留意する。このためにも連携スタッフの存在は大きく，共通理解を図る[1]。
- 日常生活の中でできる助言が望ましい一方で，画一的にならないよう配慮する。
- キンダーカウンセラー，保育園巡回相談員などがいれば連携を検討するが，地域差があるため情報収集を行う。ケースを通じて連携をとっていくうちにつながりができていく。

## 2）小学校

***Point*** 集団対応をする担任以外の立場の個別対応スタッフにも関わってもらう。

- 担任は多くの子どもを抱え集団のバランスを考えなければならない。このため担任以外で，個別目線での対応が可能な人を探す。特別支援教育コーディネーターや通級指導教室（通常学級在籍児の学習支援：校区外の場合もある）担当者などが考えられる。
- 理想的には，学校サイド（スクールカウンセラー，特別支援教育コーディネーター，養護教諭など），病院サイド（精神保健福祉士，ケースワーカー，心理士）双方の担任・主治医以外のスタッフも加わり，保護者

も交えたネットワークを作れるとよい。

## 3) 中学校

> **Point** 本人を尊重し，進路も念頭に。

- 本人の意向をより尊重しながら[2]，小学校の要点を参考に連携をとる。
- クラブ活動，交友関係，居場所作りも配慮。
- 学年団での関わりが強くなるため，学年全体での共通理解が図れるよう，担任以外にも連携者が必要。特別支援教育コーディネーター，教育相談部，生徒指導部など学校内で有機的な連携や支援を行っている立場の人を探す。
- 進路選択は大きなポイントになる。特性，長所，対人関係，社会生活スキルなどを考慮しながら，本人の目的意識を明確にし，保護者，学校と情報交換し，適性のある進路選びにつなぐ。
- ストレスとその対処法についても助言する。

## 4) 高等学校

> **Point** 義務教育から外れ，教育・支援体制が変わる。

- 学校ごとにシステムや教育体制に開きが出てくる。専門性や進学への目的意識の高い学校では選択教科や座席配置など具体的な支援が入りやすい。一方で，適応が困難な場合は，学力面，対人面，やる気面，どの要素が原因かの見極めが学校現場では難しく，退学や転学に至ることも稀ではない。
- このため，学校現場へは，特性，精神面の弱い点，配慮が必要な点，生かせる面を提示する。
- 学校からの情報を収集し，本人に合ったやり方を検

討。そのためにも連携のとれるスタッフが，人的ネットワークを日頃から構築しておけるとよい。
- 義務教育から外れた分，自由度があり，友人関係も自ら構築しなければ孤立することもある。同時に進学も気になる時期であり，定期試験の成績・出欠状況に応じて単位取得や卒業のために必要なサポートを検討し，将来や専門性を考えながら居場所を構築していく。
- 支援や進路相談の際に，押しつけでない形で自己理解も促しはじめる時期である。なぜなら，成人すると支援は当たり前でなくなってくるからである。困ったときには人に頼る，主張，交渉などのスキルを通して，自律を目指す方向での支援が必要。

5) 大学

> *Point* 自己理解を進めながらバランスのとれた選択ができるよう情報提供に努める。

- 友人関係や学業システムの枠組みがより緩くなるため，かえって，どうしたらいいかわかりにくくなる。
- 大学生活上の問題については，学生相談室や発達障害学生のためのサポートセンターが窓口として対応することが，近年増えてきている。しかし，大学の規模や支援システムは多様であり，ホームページなどを活用しながら積極的に情報収集するよう促すか，支援者が調べて提供していくことが望まれる。
- 本人の意向が中心となってくるが，自ら行動しづらい場合，病院サイド（精神保健福祉士，作業療法士，心理士など）や大学サイド（カウンセラーなど）の支援者がサポートを検討する。
- 得られた情報，本人の希望や可能性，指導教官の意向も含めて，今後について検討。
- 将来性も考え，困難なことに対してこだわり過ぎない

よう，視点変換も助言すべきときがある。その際には，別の選択肢も提案し，実際に見学に行くなど視野を広げられるように配慮する。単位互換制度や編入学の活用，卒業後に科目等履修生の制度を利用しての免許資格取得など，将来を見越して経済的な負担の比較的少ない進路変更の道もある。
- 必要時には休学制度も利用するよう助言する。

### 6）大学院

> ***Point*** 視野を広げる。

- 精神科医が，大学院生の抱える精神的問題に対応することは少なくない。
- 本人の意向の部分がより大きくなり，必要により，精神保健福祉士，ケースワーカー，心理士など，可能な人がサポートをする。
- さらに枠組みが緩くなるため，できるだけ得意を活かせるように配慮する。
- 研究室の状況の影響が大きく，指導教官とも相談することを検討する。
- 収入，生活面も考慮して，今後の人生設計を考える。

## 3. 不登校

> ***Point*** 学校以外の関係者との連携も必要なことがあり，情報交換が重要である。

- 在籍学校以外の場とも連携が必要となることがある。何らかの居場所確保は重要で，安心感にもつながり，必要時の働きかけの場ともなる。
- 学校以外の場として，自治体にもよるが，適応指導教室や民間のフリースクールがあげられる。学校内でも

個別指導（いわゆる別室登校），家庭訪問，スクールカウンセラーとの面談を行う場合もあり，出席日数も柔軟にカウントされるようになっている。このような情報を得るよう，学校，教育委員会への問い合わせなどを促すことが望まれる。
- 習い事を居場所とすることもある。デイケア通所や[2]，一時的には入院がその場となることもある。
- 義務教育の間は留年や退学にはならないが，高等学校以上になると問題が生じる。このため義務教育卒業後の進路選びは重要で，子どもの状態に配慮しながら，情報収集や見学を促すタイミングを図ることが望まれる。

## 4. 入院

> ***Point*** 復学後，スムーズに過ごせるよう，早いうちから取り組む。

- 入院，特に長期入院の場合，連携はますます重要性を増してくる。なぜなら，子どもが入院中も周囲は学習・社会面においても発達していて，単に治療して戻ればよいわけではないからである。このため，入院中も復学後を視野に学校と情報を交換していく（一般的には養護教諭が窓口となることが多い）。
- 院内学級に在籍の場合は，院内学級から退院後の学校までの移行がスムーズとなるよう，こまめに情報交換を行う。

### 参考文献
1) 船曳康子，村井俊哉ほか：発達障害者の特性理解用レーダーチャート（MSPA）の作成，及び信頼性の検討．児童青年精神医学とその近接領域，54：14-26, 2013.

2) 市川宏伸,中村和彦ほか:児童青年期精神医療とデイケア（療育）.児童青年精神医学とその近接領域,53:430-449, 2012.

(船曳康子,清水里美)

## 第8章

～有効なツールの存在を把握しておこう～
# 療育手帳や特別児童扶養手当などの取得，申請

## 1. 障害児が利用できる手帳

> ***Point*** 3種の手帳の違いを理解しよう。

- 身体上の障害のある者，知的障害のある者，精神障害のある者に対し，各種の支援や福祉サービスを受けやすくするために，それぞれ手帳が交付されている。身体障害者手帳，療育手帳，精神障害者保健福祉手帳[1]である。行動面の問題を主訴に精神科を受診した子どもでもベースには知的障害や精神障害が存在し，受診後に初めて手帳取得に至るというケースも比較的多い。

- 療育手帳は，知的機能の障害が発達期（概ね18歳頃まで）に現れ，日常生活に支障をきたし，何らかの支援や相談対応を必要とする者が対象である。市（区）町村の障害福祉課や福祉事務所が申請窓口で，判定は児童相談所が行い，医師の診断書は必要としない。
厚生労働省は取得の対象者を，知的障害を有することとしているが，判定の際の知能指数（発達指数）〔以下IQ（DQ）〕の基準値には地域差がある。
また，等級についても，厚生労働省の重度（A）とそれ以外（B）の区分に対し，A1，A2，B1，B2などとさらに細かく区分している地域もある。
なお，重度（A）の判定は，①IQ（DQ）が概ね35以下で食事，着脱衣，排便および洗面など日常生活の介助を要する，あるいは異食，興奮などの問題行動を

有する。②IQ（DQ）が概ね50以下で視覚障害，聴覚障害，肢体不自由を有する者になされる。それ以外（B）は，重度（A）以外の者となる。

- 精神障害者保健福祉手帳は，精神障害を有し，日常生活に支障をきたしている者に対して交付される。支援策を講じやすくし，社会復帰や自立の促進を図ることを目的としている。市（区）町村の障害福祉課や福祉事務所が申請窓口で，都道府県知事，政令指定都市の市長が交付するが，判定の際に医師の診断書（自治体毎に定められている）が必要となる。精神疾患の状態（知的障害は含まない）と能力障害の状態の双方から総合的に判断し，1級から3級までの3等級に区分している。

厚生労働省の精神障害者保健福祉手帳障害等級判定基準に疾患別の判定基準が明記されている。発達障害の場合は，主症状とその他の精神症状が高度で，日常生活，社会生活を営むことができないとの但し書きがある。

子どもの場合は，同年齢集団と比較しての能力を記載するべきである。

なお，精神障害者福祉手帳取得の際の診断書は，精神障害に係る初診日（診断書を記載した病院の初診日ではない）から6か月を経過した後に作成されなければならない。

> *Point* 取得のメリットを把握しよう。

- 療育手帳の場合，税制の優遇や携帯電話料金の割引などのサービスがあるが，子どもにとって有益となるのは公共施設の利用料減免や交通機関の運賃割引である。地域によっては，医療費の助成がなされる場合もある。

精神障害者福祉手帳の場合は経済的な直接支援を含

め，優遇処置が各自治体で大きく異なるため，福祉事務所などに確認が必要である。
- 文部科学省の規定では，支援学校への進学時に療育手帳の取得の有無の明記はない。ただし，地域の実情として手帳を取得しておいた方がメリットとなるケースも多い。
- 住民票や戸籍への記載はなく，進学や就労，結婚時などでも，本人が提示しない限り手帳の保持が明らかとなることはない。
- 全ての手帳は申請制度のため，更新を希望しなければ継続されない。また，更新時に障害が基準よりも軽減していれば，継続されない。

## 2. 自立支援医療

> *Point* 手帳に自動付帯されているわけではない。

- 自立支援医療制度は，心身の障害を除去・軽減するための医療について，医療費の自己負担額を軽減する公費負担医療制度である。精神通院医療，更生医療，育成医療に大別される。更生医療は身体障害者手帳の交付を受けた，適応基準を満たす18歳以上の者，育成医療は身体に障害のある子どもで基準を満たす者を対象としている。児童精神科領域で対象となるのは精神通院医療である。精神障害者福祉手帳と同時申請できるが，精神障害者福祉手帳の項目に加えて，別途記載が必要であり，自動付帯されているわけではない。
- 医療費の1割が自己負担となるように設定されているが，利用者負担が過大なものとならないよう，所得に応じて1月当たりの負担額の上限が設けられている。

## 3. 手当・年金

- 精神科医が記載することの多い"手当"に関する診断書は特別児童扶養手当と障害児福祉手当に関するものである。
- 特別児童扶養手当は，精神または身体に障害を有する20歳未満の者に対し，福祉の増進を図ることを目的に，父母または父母に代わる養育者に対し支給される。
- 障害児福祉手当は，精神または身体に重度の障害を有し，日常生活において常時の介護を必要とする20歳未満の者に対し，その障害のため必要となる精神的，物質的な特別の負担を軽減し，福祉の向上を図ることを目的としている。
- 特別児童扶養手当，障害児福祉手当ともに，申請窓口は市（区）町村で，申請時に医師の診断書（自治体ごとに定められている）を記載する必要がある。他の診断書に比べ，子どもの能力や精神症状など記載事項が多い。なお，どちらの手当も児童が施設に入所している場合や，父母または養育者の所得が一定額以上の場合は支給されない。

> *Point*　年金は20歳から。

- 20歳になると手当の支給は終了するが，代わりに障害基礎年金の支給の制度がある。審査機関が異なるため（各都道府県にある日本年金機構の事務センターが審査），全例が移行対象となるわけではないが，20歳以上の者で障害の程度が基準を満たした者に対して障害年金が支給される。初診日が20歳未満の場合，20歳以上でかつ初診日から1年6か月を経過した日から支給される。障害基礎年金の診断書についても，日常生活能力や精神症状など記載項目が多い。

## 参考文献
1) 全国社会福祉協議会:障害者福祉サービスの利用について.平成27年4月版.

(松本慶太,豊永公司)

# 第9章

## ～仲間で支え合う場所～
## 患者会，家族会（自助グループ）

## 1. 患者会，家族会（自助グループ）とは

- **定義**：
  同じ問題を共有する患者，障害者，種々の問題を共有する人たちで運営される相互扶助の活動。本人会，家族会，自助グループ（セルフヘルプグループ）などと呼ばれている。また，全国組織を持つ組織は，セルフヘルプオーガニゼーションと呼ばれ多くの支部を有する。日本断酒連盟，AA，日本てんかん協会，認知症の人と家族の会，えじそんくらぶ（ADHD関連），全国LD親の会などがある。
- **要件**：
  当事者が任意で行う活動，運営は自主性・自発性が重視される，ミーティング（例会）中心に活動，体験談と仲間が柱，専門家はグループの発足や維持の側面支援をするにしても前面には立たないなど。
- 自助グループに関連するものとしてサポートグループや集団精神療法（グループサイコセラピー）があり区別されている。
  - **サポートグループ**：同じ問題を共有する仲間のサポートや専門家の助言を受けながら問題の解決を目指すグループ。専門家や当事者以外の人がファシリテーターとして関わるが，あくまでメンバーの相互援助・自主性が重視される。
  - **集団精神療法**：専門家が目的と構造（期間，場所，メンバー）を設定して，集団力動や技法を介して患

者に対する治療効果を目指す場。

> ***Point*** あくまでも当事者メンバーが中心で，専門家はそれを支える役割である。

## 2. セルフヘルプの思想はいつ生まれたか

いわゆる自助グループの始まりは，米国で1935年に設立されたAA（匿名アルコール依存症者のグループ）からであろう。1950～1960年代の米国において，社会の変化に伴う新たな健康問題の出現，市民運動の高まり，専門援助サービスへの批判，消費者意識の向上などから多くの自助グループが生まれたとされる。日本での自助グループの先駆けは，1950年前後の結核・ハンセン病の患者会に遡る。1963年には日本断酒連盟が発足し，その後の10年で多くの疾患別に患者会が誕生していった[1,4]。

## 3. 自助グループの機能，意義

> ***Point*** 集団療法のグループプロセスの治療因子と共通する点が多い。

- 仲間集団としての自助グループは，そのグループプロセスが効果的に機能する。すなわちグループは，参加者を孤独感から解放し，安心感で満たし，居場所と役割を提供する以外に，その中での相互作用を介して行動変容に役立つモデリングも行われる。伝統的な医療者－患者関係では被援助者であった当事者が，自分が他メンバーの役に立つという援助者役割を果たすことで，自己理解の深化とともに自尊心を回復できるようになる（文献[1]を改変）。
- 集団療法におけるグループプロセスの治療因子に関し

てヤーロムは,以下の11項目を挙げている(文献[2]を一部改変)。自助グループの作用機序や存在意義と通じるものが多いので参考になる。

① 希望をもたらすこと:他メンバーの回復過程を目にすることで自己の問題解決に向けて希望がわく。

② 普遍性:自分が抱える問題が,自分一人のものではなく他のメンバーと分かち合える普遍的な問題であると気づくことで安心感が生まれる。

③ 情報の伝達:抱える問題からの回復に関する情報がメンバー間で伝達される。

④ 愛他主義:グループ内でメンバー同士が同じ問題を共有し互いにサポートし合って,安心,提案,洞察する経験は,相手を尊重し相手の役に立つ経験を生み,低下していた自尊心を回復させる。

⑤ 社会的適応技術の発達:グループ内の役割遂行やロールプレイなどを通して適応の方法を学べる。

⑥ 模倣行動:グループ内の他メンバーの感情表出や行動様式を模倣して試み,問題解決につなげる。

⑦ カタルシス(浄化作用):グループ内で感情を分かち合い,受容されることで葛藤から解放され感情処理できるようになる。「普遍性」と「凝集性」に関わる治療因子でもある。

⑧ 初期家族関係の修正的繰り返し:メンバーはグループ内で,かつて家族との間で影響し合ったように,リーダーや他のメンバーと相互作用をし始める。

⑨ 実存的因子:自分の抱える問題への理解の深まりにより,人間の根源的な葛藤,例えば,孤立,自由,生,死,人生の意味などに向き合う契機になる。

⑩ グループの凝集性:他メンバーを受け入れ,意味ある関係を形成しうる,まとまりのある集団は,自己開示,葛藤の積極的表出,問題や感情の分かち合いを通して問題からの回復につなげられる。

⑪対人学習：社会の縮図としてのグループ内の対人的相互作用を通して，適応的な対人関係の在り方や問題解決に向かう対人関係の様式を学習できる。

## 4．自助グループ，サポートグループの分類 [3]

- 病気や障害を持つ人たちのグループ：精神障害，身体障害，発達障害，慢性疾患，難病，がんを持つ人たち
- 嗜癖問題を有する人たちのグループ：アルコール依存，薬物依存，ギャンブル依存，摂食障害，機能不全家族で育った人たち
- 暴力，事件，事故，虐待などの被害者のグループ：犯罪被害，交通事故被害，DV被害，虐待に遭った人たち
- 不登校やひきこもりの人たちのグループ：不登校児，ひきこもり問題を有する人たち
- 死別者のグループ：親・子・配偶者などを亡くした人たち
- マイノリティのためのグループ：性的少数者，外国籍の人たち
- その他：子育てサークルなど

## 5．自助グループの始め方，運営（文献 [4] を改変）

- コアメンバーの選定・準備会・規約作り（目的，ルール，日時，場所，会費，連絡・広報の仕方，専門職との関係など）
- ミーティング開催（体験発表中心，言い放し聞き放し，話さない権利，批判しない，匿名性，この場のことを外部に持ち出さないなど）
- 事務ミーティングによるグループの軌道修正

## 6. 自助グループは患者・障害者の回復に臨床上どう役立つのか

> ***Point*** 医療関係者による関わりとの違いを理解しよう。

- 医療関係者は外来で，診断，治療，予後，家族対応，制度活用などについて専門家として説明や医学的対処はできる。ただし，医療のユーザーすなわち当事者の立場での診断の受け止め方，病や障害の実存的意味合い，治療による日常生活への影響，症状出現時のやり過ごし方，養生法，家族の接し方のコツや家庭での工夫，具体的に生活に役立つ制度などの情報は伝えきれない。患者会や家族会の中では，"患者学""家族学"とでも表現すべき生きた情報—当事者としての知恵—が交換され，治療の促進要因となりうる。
- 自助グループ活動では，当事者は本来の自分を回復できる。患者は専門家の前では，患者やその家族としての役割を規定され，構造的にパターナリズムに陥りがちである。当事者は，病や障害を抱えてはいるが，そもそも生活者であり本来唯一無二の存在のはずである。自助活動の中で自分が抱える問題を客観視し人の役に立つ経験をすると，当事者の自己肯定感が高まりエンパワメントにつながる。
- 専門家と当事者が互いに尊重，補完しながら協働し，より良い医療を目指していければ，患者・家族の回復，さらには当事者の福祉充実に資するものと期待される。
- 自助グループが，病や障害について様々なメディアを通じた広報活動，行政への働きかけや提言，研究調査への助成などを行うことによって，その分野における知識の普及，医療や生活支援に関する施策・制度整備

の促進，研究の進歩がもたらされるであろう．

## 7．まとめ

　自助グループ活動は，当事者のエンパワメントをもたらし，専門職と当事者が連携して治療や回復の促進，障害の受容，社会への啓蒙，行政への働きかけなどに取り組むことで，患者や障害者および支援する家族のQOL向上に役立つ．

### 参考文献
1) 谷本千恵：セルフヘルプ・グループ（SHG）の概念と援助効果に関する文献検討―看護職はSHGとどう関わるか―．石川看護雑誌，1：57-63, 2004.
2) アーヴィン・D/ヤーロム，ソフィア・ヴィノグラードフ（川室 優訳）：グループサイコセラピー．金剛出版，東京，1993.
3) 高松 里：セルフヘルプ・グループとサポートグループ実施ガイド―始め方・続け方・終わり方―．金剛出版，東京，2004.
4) 岩田泰夫：セルフヘルプグループへの招待―患者会や家族会の進め方ガイドブック―．川島書店，東京，2008.

（本田教一）

## 児童青年精神科領域の主な自助グループ，サポートグループ（順不同）

| |
|---|
| 一般社団法人　日本自閉症協会 |
| NPO 法人　えじそんくらぶ |
| NPO 法人　全国 LD 親の会 |
| 一般社団法人　日本発達障害ネットワーク（JDDnet） |
| NPO 法人　登校拒否・不登校を考える全国ネットワーク |
| 社会福祉法人　全日本手をつなぐ育成会（先頃法人格返上） |
| 公益社団法人　日本てんかん協会（波の会） |
| NPO 法人　難病のこども支援全国ネットワーク，小児難病親の会連絡会 |
| NPO 法人　日本トゥレット協会 |
| AA（Alcoholics Anonymous of Japan 匿名アルコール依存症者のグループ） |
| ACOA（Adult Children of Alcoholics Japan 機能不全家族に育った人のグループ） |
| Al-Anon アラノン（アルコール問題をもつ人の家族や友人のグループ） |
| Nar-Anon ナラノン（薬物問題をもつ人の家族や友人のグループ） |
| NABA　日本アノレキシア・ブリミア協会 |

＊それぞれの地方には，志ある方々により設立され活動が続けられている多数の本人会，家族会，サポートグループも存在するので，地域の保健所，精神保健福祉センターなどに問い合わせるとよい。

## ハウス一覧(順不同)

### 北海道

| | |
|---|---|
| ドナルド・マクドナルド・ハウス　さっぽろ | 旭川市立病院 |
| 日鋼記念病院ファミリーハウス | 総合病院旭川赤十字病院 |
| 旭川ファミリーハウス | 日鋼記念病院 |
| 札幌医大病院ファミリーハウス | 札幌北楡病院 |
| 北海道ファミリーハウス　情報提供施設 | 札幌医科大学附属病院 |
| 北海道難病センター | 旭川医科大学病院 |
| 特定医療法人北楡会　札幌北楡病院 | 北海道大学病院 |
| 北大病院ファミリーハウス | 北海道立子ども総合医療・療育センター |

### 岩手県

| | |
|---|---|
| あいアイハウス | 岩手医科大学附属病院 |

### 宮城県

| | |
|---|---|
| ラッコハウス | 東北大学医学部付属病院 |
| ドナルド・マクドナルド・ハウス　せんだい | 宮城県立こども病院 |

### 福島県

| | |
|---|---|
| ファミリーハウス桔梗 | 太田綜合病院附属太田西ノ内病院 |
| パンダハウス | 福島県立医科大学附属病院 |

### 茨城県

| | |
|---|---|
| ここハウス | 筑波記念病院 |
| ららハウス | |
| 筑波記念病院ファミリーハウス | |

### 栃木県

| | |
|---|---|
| なごみの家 | 自治医科大学とちぎ子ども医療センター |

| ドナルド・マクドナルド・ハウス　とちぎ | あしかがの森足利病院 |
|---|---|
| | 獨協医科大学病院 |

**群馬県**

| 家族宿泊棟（群馬県立小児医療センター） | 群馬県立小児医療センター |
|---|---|

**埼玉県**

| 家族出伯施設（埼玉県立小児医療センター） | 永田小耳症形成外科クリニック |
|---|---|
| 埼玉医科大学病院ファミリーハウス | 秋葉病院 |
| 介護者用滞在施設「あすなろの家」 | 埼玉県立小児医療センター |

**千葉県**

| ハレ・オハナ | 亀田総合病院 |
|---|---|
| かるものはうす | 千葉県こども病院 |

**東京都**

| ドナルド・マクドナルド・ハウス　東大 | 東京都立小児総合医療センター |
|---|---|
| うさぎさんのおうち | 東京労災病院 |
| ひまわりのおうち | 東邦大学医療センター大橋病院 |
| ドナルド・マクドナルド・ハウス　ふちゅう | 聖路加国際病院 |
| みどりのおうち | 都立神経病院 |
| 家族宿泊施設（東京女子医大） | 東大医科学研究所附属病院 |
| 若草寮　家族宿泊施設（東邦大学大森病院） | 榊原記念病院 |
| ファミリールーム | 東京女子医科大学病院 |
| あかつきハウス | 東京大学医学部付属病院 |
| ぶどうのいえ | 東京医科歯科大学医学部付属病院 |
| JPルーム | 昭和大学病院 |

| | |
|---|---|
| アフラックペアレンツハウス浅草橋 | 慶應義塾大学病院 |
| アフラックペアレンツハウス亀戸 | 東京慈恵会医科大学附属病院 |
| ひつじさんのおうち | 日本大学医学部附属板橋病院 |
| ぞうさんのおうち | 日本医科大学付属病院 |
| ちいさいおうち | 順天堂大学医学部附属順天堂医院 |
| おさかなの家 | 国立成育医療研究センター病院<br>癌研有明病院 |
| かんがるーの家 | 国立がん研究センター中央病院 |
| ドナルド・マクドナルド・ハウス　せたがや | |

神奈川県

| | |
|---|---|
| よこはまファミリーハウス | 横浜サイバーナイフセンター |
| リラのいえ | 横浜労災病院 |
| 伊勢原第一にじのいえ | 横浜市立大学附属市民総合医療センター |
| かもめのいえ | 横浜市立大学附属病院 |
| | 東海大学医学部付属病院 |
| | 聖マリアンナ医科大学病院 |
| | 神奈川県立こども医療センター |

新潟県

| | |
|---|---|
| にいがたファミリーハウス　やすらぎ | 新潟大学医歯学総合病院 |
| | 新潟県立がんセンター新潟病院 |

山梨県

| | |
|---|---|
| 愛子様ハウス | 山梨厚生病院 |

長野県

| | |
|---|---|
| 財団法人信和会　うつくしの家 | 信州大学医学部附属病院 |
| たんぽぽのおうち | 地方独立行政法人長野県立病院機構長野県立こども病院 |

## 京都府

| | |
|---|---|
| ファミリールーム「さくら」 | 洛和会音羽病院 |
| ファミリールーム「アンカー」 | 京都府立医科大学附属病院 |
| ファミリールーム「うらら」 | 京都府立医科大学附属 小児医療センター |
| ファミリールーム「パイン」 | 京都大学医学部附属病院 |
| ファミリールーム「TOMMY」 | 医仁会武田総合病院 |
| 慢性疾患児家族宿泊施設 | |
| ひまわりハウス | |

## 大阪府

| | |
|---|---|
| 小児がん患児家族等宿泊施設（ファミリールーム） | 関西医科大学附属枚方病院 |
| アフラックペアレンツハウス大阪 | 大阪市立総合医療センター |
| 慶徳会こどもの家 | 大阪府立母子保健総合医療センター |
| 千里中央寮 | 国立循環器病研究センター |
| ファミリーハウス | |
| 守口びどうのいえ | |
| ドナルド・マクドナルド・ハウス おおさか・すいた | |

## 岡山県

| | |
|---|---|
| | 岡山大学医学部・歯学部附属病院 |

## 広島県

| | |
|---|---|
| 広島赤十字研修センター | 健応会福山中央病院 |

## 愛媛県

| | |
|---|---|
| とうおんハウスあい | 松山赤十字病院 |
| ファミリーハウスあい | 愛媛県立子ども療育センター |
| | 愛媛県立中央病院 |

## 高知県

| | |
|---|---|
| ドナルド・マクドナルド・ハウス　こうち | 高知医療センター |

## 福岡県

| | |
|---|---|
| ファミリーハウス「森の家」 | 浜の町病院 |
| 聖マリア病院ファミリーハウス　マリアンハウスⅢ | 九州大学病院 |
| すこやかハウス | 久留米大学病院 |
| ポピーハウス | 聖マリア病院　母子総合医療センター |
| あいのいえ | 福岡市立こども病院・感染症センター |
| ぽっぽハウス | 九州がんセンター |
| なかよしハウス | |
| エンゼルハウス | |
| バンビハウス | |
| ファミリーハウスわらべ | |

## 長崎県

| | |
|---|---|
| ペンギンハウス | 長崎済生会病院 |
| | 国立病院機構長崎病院 |
| | 長崎私立市民病院 |
| | 長崎大学医学部・歯学部附属病院 |

## 熊本県

| | |
|---|---|
| たんぽぽハウス　3号館 | 熊本赤十字病院 |
| たんぽぽハウス　2号館 | 熊本市立熊本市民病院 |
| たんぽぽハウス　1号館 | 熊本大学医学部附属病院 |
| アンリーハウス | |

## 宮崎県

| | |
|---|---|
| たかむら♡ハウス | 宮崎大学医学部附属病院 |

### 鹿児島県

| 鹿児島ファミリーハウス | 鹿児島こども病院 |
|---|---|
| 愛子ハウス | 鹿児島大学病院 |

### 沖縄県

| ファミリーハウス「がじゅまるの家」 | 沖縄県立南部医療センター・こども医療センター |
|---|---|

　これらホスピタル・ホスピタリティー・ハウスは高度医療を受けるため，自宅を離れている医療施設に入院している子どもとその家族のための滞在施設である。病院の近くで自宅と同じように安心して過ごし治療に専念できるようになることを目的にしている。運営母体は，財団，NPO法人，任意団体と様々で，個人，企業からの寄付，ボランティアなどで運営されている。JHHHネットワークという全国組織がこれらのハウスをつないでいる。

# 第10章

## ～からだの病気を見落とさない～
## 身体的診察・検査

## はじめに

子どものこころの診療において身体的診察・検査をする機会は多いとは言えない。しかし，総合病院では精神科病院や診療所と比べて小児科との連携や身体的検査が実施しやすいことから，身体的診察・検査を必要に応じて十分に活用しながら診療を進めていくことが期待されている。身体的診察・検査は，以下の状況などで必要となる。

- 成長・栄養状態・健康状態の評価，疾患の基礎となる生物学的因子（精神症状に影響を与えるような身体的疾患の徴候など含む）の同定・鑑別
- 薬物療法のフォロー
- ネグレクト・虐待のサインに気づくきっかけ

一方，身体的診察・検査にはデメリットとして，侵襲性・倫理性・経済性，検査日程調整などで学業や他の精神医学的治療（精神療法など）の妨げになるなどがある。また，性的虐待が疑われた場合などは，適切な訓練と経験のある医師や小児科医，あるいは他施設・他職種（警察など）に対応を任せた方がよい場合もある。

以下に子どものこころの診療における身体的診察・検査について述べるが，多くは一般精神科あるいは小児科などと重複するため，簡単な説明にとどめる。詳しくは成書[1,2]を参考にしていただきたい。

> ***Point*** 総合病院の精神科では，小児科など他部門と連携しながら，必要な身体的診察・検査を適宜実施していくことが重要である。

## 1. 身体的診察

問診：身体的診察を実施する前に問診が必要なことは言うまでもない。現病歴（身体症状の有無を含む）・既往歴・家族歴に加え，感染症の有無，渡航歴，薬物・アルコール使用歴などを問診でとらえた上で，必要に応じて，以下のような身体的診察を実施する。

- バイタルサイン：体温・血圧・脈拍・呼吸・意識レベルなど
- 身長・体重・頭囲：発育状態・肥満度などの評価のため成長曲線へプロット
- 基本的神経学的検査：特に歩行障害，協調運動障害・不器用さ，視覚変化，聴覚障害，身体小奇形（手・顔貌など），筋緊張異常，異常運動（不随意運動），反射など

> ***Point*** 適切な身体的検査を実施するためには，適切な問診ならびに身体的診察の実施が不可欠である。

## 2. 身体的検査

子どものこころの診療で，通常用いられる身体的検査を以下に説明する。ただし身体症状を訴える場合は，必要に応じて小児科と連携をとることが望ましい。また，血液測定や生化学的検査などの基準値は発達段階に応じて異なるものも多いため，各施設の検査部や外注している場合は検

査会社に問い合わせる必要がある。

### 1）血液測定
全血検査（complete blood count：CBC），ヘマトクリット，ヘモグロビン：貧血の評価やクロザピン・リチウム・カルバマゼピンなど投与中の場合，副作用のモニターなど。

### 2）生化学的検査
血清電解質中 Na, K, Cl, Ca, P, $CO_2$ 含有量（必要に応じて銅や鉛）。

血液尿素窒素（blood urea nitrogen：BUN），クレアチニン。

肝機能検査：アスパラギン酸アミノトランスフェラーゼ（asparate aminotransferase AST），アラニンアミノトランスフェラーゼ（alanine aminotransferase ALT），アルカリホスファターゼ（alkaline phosphatase ALP），ビリルビン。

### 3）神経内分泌系検査
甲状腺ホルモン：血清チロキシン T4，トリヨードサイロニン T3，レジン取り込み resin uptake，甲状腺刺激ホルモン TSH。

- 甲状腺ホルモンは，不安・抑うつ・落ち着きのなさなどの精神症状に影響する場合がある。家族歴や臨床像などから甲状腺ホルモン異常が示唆される場合，測定することが望ましい。
- 他に，プラズマコルチゾール，カテコールアミン，アミラーゼ，リパーゼ，抗利尿ホルモン ADH，成長ホルモン，プロラクチン，テストステロン，エストロゲンなど，精神症状に影響する可能性のある内分泌系の障害の評価も必要に応じて実施する。

### 4) その他血液検査
薬物血中濃度のモニター,薬物スクリーニングなど。

### 5) 尿検査
尿蛋白,尿潜血,クレアチニン,尿電解質,尿中ケトン体(低栄養状態の場合など)。

### 6) 心電図
低栄養や電解質異常がある場合やQT間隔の延長をもたらす可能性のある抗精神病薬,三環系抗うつ薬などのモニター。

### 7) X線・骨密度
重篤な拒食症が疑われる場合など。

### 8) 核型 karyotype 検査(組織形態学と染色体数)・細胞遺伝学検査
染色体異常や遺伝子異常が疑われる場合など。

### 9) 脳波
てんかんや意識障害が疑われる場合に施行する。評価の際には,発達に伴う脳波所見の変化を考慮する必要がある。

日常生活での発生頻度や重要性について,長時間モニタリングを行ったり,ポリグラフ(脳波・筋電図・心電図・眼球電図・呼吸・血圧・体動・排尿など)を実施する場合もある。

### 10) 頭部画像検査
構造的頭部画像検査,X線コンピュータ断層撮影(computed tomography;CT)・磁気共鳴画像(MRI)。
- 重篤な精神病理が急激に発現した場合,神経学的検査で異常が見つかった場合,発作や脳卒中が起こった場

合，特定の遺伝的症候群がある場合に有用となる。
- CT か MRI か，いずれを選択するかは，子どものおかれている状況（MRI の撮像に必要な長時間の安静保持可能かどうかなど）にもよる。

脳波や頭部画像検査のうち，以下のものは，子どものこころの診療においては，臨床利用というよりも研究利用に限定されるものも多く，今後さらなる知見の蓄積が期待される：事象関連電位，脳磁図，磁気共鳴分光法（MRS；magnetic resonance spectroscopy 代謝についての測定で，週や月の単位にわたって起こった変化を反映），機能的磁気共鳴画像（functional MRI），単一光子放射断層撮影（SPECT；single photon emission computed tomography），および陽電子放射断層撮影（PET；positron emission tomography）。

### 参考文献

1) Baird G, Gringras P：Physical Examination and Medical Investigation. Rutter M, Bishop DVM, Pine DS, Scott S, Stevenson J, Taylor E, Thapar A（eds）：Rutter's Child and Adolescent Psychiatry, 5th ed. p.317-335, Blackwell Publishing Ltd., Oxford, UK., 2008.
2) Bailey A：Physical Examination and Medical Investigation, in Rutter M, Taylor EA（eds）：Child and Adolescent Psychiatry 4th ed. p.141-160. Blackwell Publishing Ltd., Oxford, UK., 2002.（鈴木淑子訳：身体の診察と検査. 長尾圭造, 宮本信也監訳：児童青年精神医学. p.173-193. 明石書店, 東京, 2007）

（高橋秀俊）

## 第11章
～大人との相違点を理解しよう～
# 子どものこころの診療における薬物療法

## はじめに：子どものこころの診療における薬物療法の意義

本章では，総合病院に勤務する一般の精神科医のために，子どものこころの診療における薬物療法のエッセンスを簡単に紹介する。ただしこの領域に関しては今後さらなるエビデンスの蓄積が期待されており，実際に使用する際には，最新の情報に基づいて処方していただきたい。

- 精神科薬物療法は，成人同様，子どもにとっても精神症状を改善させる重要な治療方法の一つである。
- 総合病院精神科は，小児科と連携しやすく，薬物療法の副作用のモニタリング・身体症状を有する患者の身体的検査が実施しやすいため，子どものこころの診療において期待される役割は大きい。

*Point* 子どもと成人の間には薬物動態学および薬力学的な様々な差異がある。ごく少量投与から開始し，頻回に慎重に薬物の効果判定を行い，徐々に増量するべきである。

## 1. 子どもと成人との違い

### 1) 一般的な注意点[1-6]
- 子どもと成人の間には薬物動態学および薬力学的な様々な差異がある。

- 子どものこころの診療の場合，一般に薬物療法単独で治療を行うことは少なく，心理学的・社会的・治療教育的介入と並行して治療が進められることも多い。そのため，治療経過の中で子どもに何らかの変化が起こった場合，その要因が薬物治療によるものではない場合もある。薬物の効果判定は，頻回に慎重に行うべきである。
- 子どもに向精神薬を投与する場合の一般的注意点として，以下の事柄がある。
  - 子どもにおいては，成人期に比べて症状が非特異的で，心理的な問題が身体症状として現れやすく，他の精神疾患や発達障害の併存率も高い。
  - 子どもは成人に比べて言語的な表現力に乏しく，副作用が情緒や行動面の変化（自殺関連行動を含む）として現れやすく，臨床症状の増悪との鑑別が難しいことがある。
  - 子どもでは，プラセボ効果やノセボ効果が起こりやすく，また保護者と治療者との間の信頼関係の有無にも影響される。薬物療法の効果・副作用とも，家族の気づきに基づいて評価される部分も少なくない。保護者が精神障害や発達障害を有する場合は，家族に対する何らかの福祉的な支援も検討すべきである。
- 子どもに薬物療法を行う場合，結局のところ事前に適当な投与量を予測するのは困難であり，ごく少量投与から開始し徐々に増量するのが好ましい。
- 1日1回投与はコンプライアンスを改善させるが，薬物の血中濃度を安定させるためには分割投与が必要な場合もある。
- 薬物投与量は厳密な規則に従うというよりは，推奨される投与量や血中濃度を指標として活用しながら，おもに臨床反応に合わせて調整していくべきである。以下のような小児薬用量の算定のための年齢別・体重別・体表面積別の換算式や換算表（表11-1）もある[3]が，あくまでも目安にとどめるべきである。

■ 表11-1 小児薬用量の換算表

a) Gaubius の換算表

| 年齢(年) | 〜1 | 1〜2 | 2〜3 | 3〜4 | 4〜7 | 7〜14 | 14〜20 |
|---|---|---|---|---|---|---|---|
| 薬用量 | 1/15〜1/10 | 1/8 | 1/6 | 1/4 | 1/3 | 1/2 | 3/4 |

b) Harnack の換算表

| 年齢(年) | 0.5 | 1 | 3 | 7.5 | 12 |
|---|---|---|---|---|---|
| 薬用量 | 1/5 | 1/4 | 1/3 | 1/2 | 2/3 |

文献3より改変。薬用量は,成人量を1とした場合の各年齢別の小児薬用量。

Young 式:小児量 = 成人量×年齢/(年齢 + 12)
Augsberger 式:小児量 = 成人量×(年齢×4+ 20)/100
Crawford 式:小児量 = 成人量×体表面積(m$^2$)/ 1.73
(体表面積は,個々に身長と体重からノモグラムにより算出)

2) 薬物動態

- 一般に成人と比べ,血液脳関門の透過性は高いものの吸収率は低く,代謝がより急速で,細胞外液量の割合が多い。
- 以下に子どもにおける薬物動態の特徴を示す。
  - ◇ほとんどの薬で,成人と比べ薬物の吸収は速い。ただし,子どもでは一般的に胃の酸度が低く,たとえば,三環系抗うつ薬などの酸性薬物では,吸収率が低くなる。
  - ◇成人に比べ,肝臓の代謝は速く,腎クリアランスも成人と比較して大きいと考えられており,薬物に対する浄化作用が成人と比べ速い。
  - ◇薬物分布は,幼い子どもでは細胞外液の割合が比較的高く,細胞外液への薬物移行が多く,血中・脳内の薬物量は減少する傾向がある。
  - ◇体脂肪は生後1年程度は増加し,その後思春期まで徐々に減少する。実質的な脂肪の蓄積は身体からの脂溶性薬物の排泄を遅らせる。

- したがって，子どもにおいては多くの場合，
  - 薬物の血中半減期は新生児期の初期を除き成人に比較して短く，
  - 年少な者ほど単位体重当たりの投与量に対する血中濃度が低値で，
  - 結果として向精神薬の体重あたりの最適量は，子どもで成人よりも多い

  と考えられている。

3) 薬力学
- 発達に伴い神経系の様々な種類の受容体の数や相対的割合が大きく変化し，同じ薬物でも子どもと成人でまったく異なった効果発現を生む結果となる。以下にその例をいくつか示す。
  - 中枢神経刺激薬は成人で多幸感を生むが，子どもにおいてはむしろ不快感を生む。
  - 三環系抗うつ薬は，成人ではうつ病に有効だが，子どもではうつ病にあまり有効でなく，比較的少量を遺尿症などに使用されることがある。
- 自律神経系による心臓循環系の支配の成熟・発達は，子どもへの向精神薬の心臓毒性に重要な影響があると考えられている。心拍への迷走神経支配は生後20年程度かけて増加し，その後年齢とともに徐々に減少していく。自律神経系の成熟・発達には同じ年齢でもかなりの個体差があるが，このような成熟・発達上の理由で若年者では迷走神経支配が比較的弱いため，副作用が一層増強され心臓毒性につながると考えられる。

---

*Point* 子どもでは安易に薬物投与せず，適応を十分検討し，使用したとしても有害事象のモニターを頻回に行いながら，必要最小限をごく短期使用にとどめるべきである。

## 2. 子どものこころの診療で用いる向精神薬 [1~6]

- わが国では、薬剤の治験にあたっては、しばしば小児は対象から除外されていることが多い。そのため、多くの向精神薬は「小児に対する有効性と安全性は確立していない」と添付文書に書かれている。
- わが国では、長らく自閉症に対するピモジドの使用を除いて適応外処方となっていた。最近はインターネットなどで情報が得やすく、適応外使用の場合は、まずそのことを説明する必要がある。今後エビデンスが蓄積され、子どもにおける適応が見直されていくことが期待される。
- 以下に、子どものこころの診療において薬物療法を行う際に考慮すべき点を簡単に述べる。なお参考として、米国食品医薬品局（Food and Drug Administration：FDA）により小児に対する使用の承認を受けている向精神薬を表11-2に示した。

### 1) 注意欠如・多動症治療薬

- 欧米では、いくつかの治療薬が承認されているが、本邦ではメチルフェニデート徐放錠とアトモキセチンの2剤が、注意欠如・多動症（attention-deficit/hyperactivity disorder：ADHD）治療剤として承認されている。各薬剤の適応・副作用などに関しては、最新の添付文書を参照していただきたいが、両剤とも、体重や食欲・睡眠状態などの確認が必要である。
- この2剤のADHD治療ガイドラインにおける位置づけは、本邦[7]では
  - ◇ 第一選択薬として、メチルフェニデート徐放錠あるいはアトモキセチン
  - ◇ 第二選択薬はこれら2剤のうち最初に選択しなかった薬剤

■表11-2 Pediatric indications approved by the U.S. Food and Drug Administration(FDA) of selected psychotropic medications

| Medication | FDA-approved indication(s) | Relative child age |
|---|---|---|
| Atomoxetine | ADHD | ≧ 6 years |
| Methylphenidate | ADHD | ≧ 6 years |
| Dexmethylphenidate | ADHD | ≧ 6 years |
| Clonidine | ADHD | ≧ 6 years |
| Guanfacine | ADHD | ≧ 6 years |
| Amphetamines | ADHD | ≧ 3 years |
| Escitalopram | MDD | ≧ 12 years |
| Flouxetine | MDD | ≧ 8 years |
|  | OCD | ≧ 7 years |
| Sertraline | OCD | ≧ 6 years |
| Fluvoxamine | OCD | ≧ 7 years |
| Clomipramine | OCD | ≧ 10 years |
| Risperidone | Schizophrenia | ≧ 13 years |
|  | Bipolar disorder | ≧ 10 years |
|  | "Irritability" in autism | 5-16 years |
| Aripiprazole | Schizophrenia | ≧ 13 years |
|  | Bipolar disorder | ≧ 10 years |
|  | "Irritability" in autism | 5-16 years |
| Quetiapine | Schizophrenia | ≧ 13 years |
|  | Bipolar disorder | ≧ 10 years |
| Olanzapine | Schizophrenia | ≧ 13 years |
|  | Bipolar disorder | ≧ 10 years |
| Haloperidol | Psychosis, Tourette's disorder, hyperactivity, severe behavioral problems, explosive hyperexcitability | ≧ 3 years |
| Pimozide | Tourette's disorder | ≧ 12 years |
| Lithium | Bipolar disorder | ≧ 12 years |
| Valproate | Epilepsy | From infancy |
| Carbamzepine | Epilepsy | From infancy |
| Oxcarbazepine | Epilepsy | ≧ 4 years |
| Lamotrigine | Epilepsy | ≧ 2 years |

文献1, 2より改変。ADHD：attention-deficit/hyperactivity disorder, MDD：major depressive disorder, OCD：obsessive-compulsive disorder.

としている。
- 英国のガイドライン[8]では両剤ともに第一選択薬に含まれる。薬剤選択に関しては

◇ 著明な併存障害がない場合や素行症を併存する場合はメチルフェニデート
◇ Tourette症候群・不安障害・中枢神経刺激薬への依存を有する場合はメチルフェニデートもしくはアトモキセチン
◇ メチルフェニデートを忍容できる最大量で効果が不十分あるいはメチルフェニデートに不忍容の場合アトモキセチン

とされている。

## 2) 抗精神病薬

- 欧米ではリスペリドン，アリピプラゾールなどの抗精神病薬の「自閉性障害の易刺激性」への適応が承認されている。参考までに，破壊的行動障害の若年者の攻撃性に対する向精神薬の使用に関して，表11-3に示した。

## 3) 抗うつ薬

- 抗うつ薬には三環系抗うつ薬や新規抗うつ薬などがあるが，成人で有効な抗うつ薬でも，子どもでは有効性が低いものも多い。
- FDAでも大うつ病性障害（major depressive disorder：MDD）の適応を承認されている薬剤は，EscitalopramとFlouxetineの2剤で，強迫症（obsessive-compulsive disorder：OCD）の方が適応承認された薬剤が多い（表11-2）。
- 18歳未満の大うつ病性障害患者に対する新規抗うつ薬の処方が世界的に見直されている。本邦[9]では，すべての抗うつ薬に対して，「抗うつ剤の投与により，24歳以下の患者で，自殺念慮，自殺企図のリスクが増加するとの報告があるため，本剤の投与にあたっては，リスクとベネフィットを考慮すること」とされている。まずは心理社会的支援を実施し，必要に応じて

■表 11-3 Selected agents prescribed for treatment of aggressive youth with disruptive behavior disorders

| | | Typical dosage | Efficacy | |
| --- | --- | --- | --- | --- |
| | | | Short-term | Long-term |
| Antipsychotics | Aripiprazole | 2.5-15mg/day | A | ND |
| | Risperidone | 1-4mg/day | A | A |
| | Olanzapine | 2.5-20mg/day | C | ND |
| | Quetiapine | 100-600mg/day | C | ND |
| | Clozapine | 150-600mg/day | C | ND |
| | Haloperidol | 0.5-10mg/day | A | B |
| Stimulants | Dextroamphetamine | 10-40mg/day | B | ND |
| Mood stabilizers | Lithium, lithium carbonate * | 10-30mg/kg/day | A | C |
| | Carbamazepine * | 10-20mg/kg/day | C | ND |
| Alpha2 agonists | Clonidine | 0.025-0.4mg/day | A | ND |
| | Guanfacine | 0.5-4mg/day | A | ND |
| Beta-blockers | Nadolol | 20-200mg/day | C | ND |

文献1より改変。*: optimally adjusted based on blood levels.
A: highest level of empirical support, two or more randomized controlled trails (RCTs)
B: moderate support by at least one RCT plus or minus data from open trails and case studies
C: support based only on expert opinion, case studies, or open-label trails
ND: no data.

薬物療法を検討するという基本的な治療姿勢が重要である。

### 4) 抗不安薬・睡眠薬

- 子どもでは，依存性や認知機能低下や脱抑制などをきたしやすいことから，抗不安薬や睡眠薬の使用は避けられることが多い。
- 子どもの睡眠関連障害では，薬物療法は通常は第一選択の治療法ではなく，使用する場合も必要最小限をごく短期使用するにとどめるべきである。

## 参考文献

1) McVoy M, Findling RL (eds)：Clinical Manual of Child and Adolescent Psychopharmacology, Second Edition. American Psychiatric Publishing; Arlington, VA, 2013.
2) Vitiello B：Principles in using psychotropic medication in children and adolescents. Rey JM (ed)：IACAPAP e-Textbook of Child and Adolescent Mental Health. Geneva: International Association for Child and Adolescent Psychiatry and Allied Professions, 2012.
3) 三浦寿男：小児における薬物投与計画．日本臨床精神神経薬理学会専門医制度委員会 編：臨床精神神経薬理学テキスト改訂第2版，p.129-137．星和書店，東京，2008.
4) Heyman I, Santosh P：Pharmacological and other physical treatments. Rutter M, Taylor EA (eds)：Child and Adolescent Psychiatry 4th ed. p.998-1018. Wiley-Blackwell; Hoboken, NJ, 2002.（星野仁彦，工藤朝子：薬物療法とその他の身体的治療．長尾圭造，宮本信也監訳：児童青年精神医学，p.1167-1189．明石書店，東京，2007）
5) Goodman R, Scott S：Medication and diet. Child Psychiatry 2nd ed. Wiley-Blackwell; Hoboken, NJ, 2005.（薬物療法と食事療法．氏家 武，原田 謙，吉田敬子監訳：必携児童精神医学，p.255-263．岩崎学術出版社，東京，2010）
6) 髙橋秀俊：総合病院に勤務する一般精神科医のための児童精神科領域における薬物療法のエッセンス．総合病院精神医学，24(4)：380-387, 2012.
7) 齊藤万比古，渡部京太編：第3版 注意欠如・多動性障害—ADHD—の診断・治療ガイドライン，p.26．じほう，東京，2008.
8) National Institute of Health and Clinical Excellence: Attention deficit hyperactivity disorder (ADHD). Attention deficit hyperactivity disorder Diagnosis and management of ADHD in children, young people and adultsm. 2013. http://guidance.nice.org.uk/CG72/
9) 神庭重信，齊藤万比古：大うつ病性障害の小児に対する新規抗うつ薬の投与にかかる添付文書改訂に対する見解．2013. http://www.info.pmda.go.jp/iyaku_info/file/gakkaitou_gakkai_201303_1.pdf

（髙橋秀俊）

# 第12章

～他科とコミュニケーションよく診療することのメリットを再確認する～

# 小児科・産科との連携

## 1. 小児科との連携

### 1) 院内小児科に目を向けることの必要性

> ***Point*** こころの問題を持つ子どもの多くが院内の小児科を受診しているということを再認識する。

- 小児科は疾患別ではなく年齢別で科が分かれている。精神的な問題であることがほぼ確かな場合でも、はじめは小児科を受診することが多い。
- 言語化能力に乏しい年齢では心的ストレスが身体症状として表現されることも多く、はじめは身体の病気を疑って小児科を受診するケースも多い。
- 精神的な問題であることが明らかになってからでも、精神科への抵抗感があり受診につながらない症例がある。

### 2) 小児科と連携して治療することの利点

> ***Point*** give & take の "take" が多くあることを認識する。

- 器質的疾患鑑別のための診察・検査を小児科医の協力の下に行える。

    頭痛　腹痛　食思不振　ふらつき　などの身体愁訴
    甲状腺機能障害　糖尿病　内分泌系異常の疾患　など。

- 小児科年齢では検査値や脳波所見などの"正常範囲"が年齢によって大きく異なるため[1]、小児科医の判断・アドバイスは有用。
- キャリーオーバーケースをフォローアップする上でのメリット。てんかん＋知的能力障害、内分泌疾患＋発達障害、など身体疾患・精神疾患どちらも持っている場合、身体管理を小児科に依頼することで精神科医としての専門性に特化した診療が行いやすくなり、成人移行時の連携がしやすい。
- 身体疾患の状態や予後、身体疾患治療に使用する薬物の増減などは精神症状にも影響するので、これらの情報が得られやすいことは精神科的治療にも極めて有益である。最終的な精神科への転科に際しても経過の把握や関係性の構築が容易になる。
- 情報収集や診療録の整理の簡易化
  すでに小児科で得られている情報を活用することにより、精神科の初診診察を短縮化できる。

### 3) 院内小児科との連携を維持・強化していくための具体的な方法

> ***Point*** 時間・場所など一見細かいと思われることへの配慮が上手な連携の秘訣。

#### A 外来診察の工夫
- 小児科・精神科の外来受診日の調整
  小児科と同じ日に受診できると学校の早退など患者負担を減らすことができる。受診のために同じ授業の欠席が多くなってしまわないように、時々通院の曜日を変更できればベター。
- 子どものこころの専門外来の定期的な運営
  毎回臨時の相談ではなく、一定の曜日・時間帯で子どもを診察する枠が決まっていると小児科からも依頼し

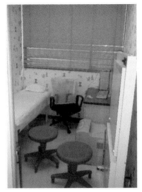
小児科処置室スペースを利用した外来診療

やすい。
- 小児科医師が予約を取りやすくするための工夫
子どものこころの専門外来は精神科医の診察枠であるが，精神科医に直接連絡を取らなくても小児科医が自由に予約を入れられるようにすることで依頼しやすくなる。
- 診察場所の検討
小児科外来スペースの一角で精神科診察を行えることが望ましい。部屋が狭い，乳幼児の泣き声が響く，などの欠点もあるが，精神科受診への抵抗感の軽減，慣れた環境で診察を受けられることによる子どもや付添者の緊張感の緩和，など多くのメリットがある。
- 小児科専門外来との役割分担
すでに院内小児科にこころの診療の専門外来があり，子どもの治療が行われている場合は，患者への利便性のためにも診療内容が重複しないように業務を分担することが必要である。互いの専門性を活かした連携が望ましい。
分担の例
 ◇ 精神科医が家族面接や親ガイダンスを担当する
 ◇ 小児科医ではサポートが難しい程度に精神症状が悪

化したり，抗精神病薬による薬物療法が必要になった場合は精神科医が主治医を引き継ぐ

など。

### B 小児科病棟スタッフとの連携

- 小児科病棟（児童思春期の専門病棟以外）で精神科入院治療も行っている場合
    - ◇ 定期的なミーティング・カンファレンスの開催
    診断・治療方針を病棟スタッフとリアルタイムに共有するため必須。
- 精神科での入院は行っておらず病棟併診だけの場合
    - ◇ 病棟スタッフへの次回の診察予定の伝達
    - ◇ 次回の診察まで待てない場合の連絡・対処方法の相談など

病棟に来なくても常に連絡・対応が取れることで病棟スタッフに安心感が生まれる。

### C 全般的な科同士の連携

- 症例検討会の開催
  病態理解など疾患概念の小児科医との共有や若手医師への啓蒙・教育。
- 院外勉強会の情報共有

など。

## 4）院外の小児科クリニックとの連携

> *Point* 院内小児科と比べて日頃意志疎通を図る機会が少ないので，総合病院精神科が院外小児科と紹介・逆紹介の関係を築くのには工夫と努力が必要である。

- 総合病院の小児科を窓口とし，小児科に紹介してもこころの問題の場合は精神科医が対応する体制があることを院内小児科から地域に情報発信する（図12-1）。

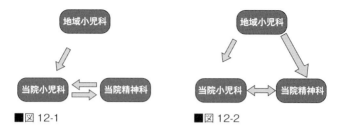

■図 12-1　　　　　　■図 12-2

- 地域小児科へのフィードバックを精神科から続けることにより，一部の小児科クリニックとは直接の紹介・逆紹介が可能になっていく（図12-2）。

## 2. 産科との連携

　総合病院の精神科と院外の産婦人科が連携して治療を行うことが理想的であるが，現状ではそのような機会は極めて少ない。ここでは院内の連携について述べる。

> *Point* 特定妊婦の問題は，大人の精神疾患，乳幼児精神医学，虐待予防などと関係が深い。基本的に相手にするのは妊婦（大人）であり，日頃子どものこころの診療に直接関わることが少ない医師でも取り組みやすい領域かもしれない。

### 1）特定妊婦とは？

　出産後の養育について出産前において支援を行うことが特に必要と認められる妊婦のこと。具体的には，不安定な就労など収入基盤が安定しないことや家族構成が複雑，親の知的・精神障害などで育児困難が予測される場合などを指す。

### 2）産科と連携して行うこと

- 精神科治療を受けている妊婦の精神衛生管理

- ハイリスク家族の発見と介入
- 内服薬の調整や授乳への影響など薬に関する相談と対応

<筆者が勤務していた病院での具体例>

☆自院産科で出産が決まったケースで精神科治療中の妊婦は全例産婦人科医から精神科に外来併診が出され,精神科で精神状態や内服の状況を把握する。自院での出産・分娩が困難と思われる場合は対応可能な施設ないしは合併症治療として精神科病棟での分娩が必要であることを早期に産婦人科医師に伝える。

☆他院で精神科治療中の妊婦は,出産までの期間は通院元の医療機関で継続加療するのか,妊娠期間を通じて分娩・退院まで自院でフォローアップするのか,を決める。

☆他院で継続する場合も必要性に応じて分娩入院の1か月程度前に精神科外来を再診してもらう。

> *Point* 妊娠がわかって自院産婦人科初診し分娩予約を取るのは妊娠数週の頃であり,分娩入院までの期間に生活環境や精神状態,内服薬などが大きく変わる可能性がある。

妊婦は,セミオープンシステムでの出産の場合を除き,産科外来には妊婦検診などで定期的に通院する。精神科通院や服薬の有無にかかわらず,外来で助産師・看護師が検討必要なケースを発見し,分娩入院よりも前に問題点を共有し,周産期・退院後の対応についてカンファレンスを行うことが望ましい。

<例> 母子サポートカンファレンス

メンバー:精神科医 産婦人科医 小児科医(新生児担当) 臨床心理士 産科病棟師長 産科看護師 助産師 薬剤師 ソーシャルワーカー

自院で出産予定の妊婦のうち,社会的ハイリスクケース(低収入・パートナー不定・低年齢など),精神疾患に罹

患の既往がある，あるいは現在治療中のケース，妊婦検診で気になったケースなどをピックアップしてリストを作成し，分娩入院中の精神症状に対する対応や産後の訪問の導入，新生児のケアの必要性，などにつきカンファレンスを行う。自院精神科の受診は必須ではないので妊婦からのニーズがなくても医療者側が必要と判断すればカンファレンスにあげることで，早期の対応が可能になる。

> ***Point*** 分娩のための入院は数日間であり，入院してから慌てて家族介入・環境調整しても間に合わない。外来通院中から病棟とも情報を共有して方針を立てておくことが大切。

### 3）妊娠・授乳と薬

> ***Point*** 異なった場所で違う説明を受けると妊婦は不安になる。

- 精神疾患に関して薬物治療を受けている妊婦に対して，妊娠時期に応じた薬物調整を行う。胎児に影響する薬物の種類・投与量・及ぼす影響は妊娠の時期によっても異なるので，きめ細かい対応と正しい知識が必要である。
- 妊婦は産婦人科医・助産師・精神科医・薬剤師など多くの医療関係者から薬剤の影響について話を聞く機会があり，危険性（安全性）の説明内容が人によって異なるとそれ自体が不安の原因となる。また，催奇形性など胎児への影響を用心するあまり中止する必要のない薬まで止めてしまい妊婦の精神症状が悪化する場合があるので，正しい知識と説明が必要である。
- 薬剤の安全性についての基準は参考にする成書によっても異なることがある。薬剤の妊娠・授乳に対する説明を行う場合に参考となる基準や成書は，精神科・小

### 4) 精神科・産婦人科・小児科の三科での連携

妊婦がベンゾジアゼピン，SSRIなどの薬物を一定量以上内服している場合，出産後の新生児に薬物の離脱症状が出ることがある。このような場合は事前に小児科医に情報提供し管理してもらうことが望ましい。

分娩後，育児放棄・養育困難が明らかなケースでは母子そろっての退院が困難であり，新生児が小児科で入院継続している間に里子制度や乳児院への入所などを検討せざるを得ないことがある。予想される事例では事前に小児科やソーシャルワーカーと相談して滞りなく連絡・手続きを進めることが大切である。

### 5) 分娩入院後のサポート

> **Point** 精神科通院しなくても母子の精神的サポートが受けられる制度を知っておこう。

- 乳児家庭全戸訪問事業（こんにちは赤ちゃん事業）の利用[6]
  各市町村で行っている子育て支援事業の一つであり，生後4か月までの乳児のいる家庭を訪問し育児不安の相談，子育て支援に関する情報提供，母子の心身の状況や養育環境の把握・助言などを行う事業である。精神科通院を継続する予定はないが産後の養育不全が懸念されるケースでは，病院入院中から母親の許可を得て事前に地域へ情報提供することで退院後早期の介入が可能となる。

- 産後母子ケアモデル事業
  横浜市では平成25年10月より産後母子ケアモデル事業を開始している。これは産院を退院後心身共に不安

定になりやすい産後4か月までの時期に"産後母子ショートステイ""産後母子デイケア"などのサービスを提供する試みであり，今後多くの自治体でこのようなサービスが広まる可能性がある。

**参考文献**

*小児科領域の基準値などに関して*
1) 松尾宣武監修：ニューベッドサイドメモ 小児科 改訂第2版. 南山堂, 東京, 2006.

*妊娠・出産と薬に関して*
2) 浦部晶夫, 島田和幸, 川合眞一編：今日の治療薬 2014 解説と便覧. 南江堂, 東京, 2014.
3) 林 昌洋, 佐藤孝道, 北川浩明編：実践 妊娠と薬 第2版. じほう, 東京, 2010.
4) 伊藤真也, 村島温子編：薬物治療コンサルテーション 妊娠と授乳. 南山堂, 東京, 2010.
5) Hale TW：Medications and Mother's Milk 2012. Hale publishing, 2012.

*こんにちは赤ちゃん事業に関して*
6) 厚生労働省ホームページ
http://www.mhlw.go.jp/stf/seisakunitsuite/bunya/kodomo/kodomo_kosodate/kosodate/index.html

〈荒井　宏〉

## 第13章
### ～身体疾患で入院中の子どもにこころのケアを～
### 入院患者やがん患者のコンサルテーション－リエゾン

## はじめに

　差別なしに適切な医療を受ける権利を患者が有する[6]観点から，あらゆる患者が受診する可能性のある総合病院において，自我防衛が自己愛的／未熟な防衛といった発達段階にある子どもの入院患者のコンサルテーション－リエゾン（以下「C-L」と記す）の需要は成人よりも高いとも推察される。本章で説明する C-L は，主に身体疾患で入院した子どもを想定した内容である。

　C-L 業務は多種多様で，特に子どもを対象とした場合では，特定の身体科主治医が特定の精神科医師にコンサルテーションするという形が数十年前から脈々と続いていると複数のベテラン医師から聞く。こういった分野で"ハンドブック"と表現するのには違和感があるが，われわれの施設での取り組み方や工夫点などを検討していくことにする。

## 1. 入院中の子どもの C-L

### 1) 入院中の資源と特徴

> ***Point*** 小児病棟へ足を運び，身体科主治医や病棟スタッフと顔なじみになろう。

- 子ども一人当たりの病院スタッフ（医師，看護師，ケースワーカー，保育士，院内学級教員，ボランティ

アなど）の数は，精神科病棟や成人の一般病棟よりも多い。一方で，精神科勤務歴や精神科のトレーニングを受けた精神医学の素養のあるスタッフは少ない。
- 入院期間は，疾患によってまちまちであり，またどの時点でC-Lがあるかにもよって，精神科医が入院中に診察できる回数も決まってくる。
- C-Lのタイミングは身体科主治医や病棟スタッフが求めたときである（子ども・子どもの家族や精神科医が望むタイミングと異なることがある）。
- 病棟スタッフの協力があると，入院中の子どもの診察はより取り組みやすくなる。

> *Point* スタッフから情報収集をしよう。

- 具体的に問題が生じているのであれば子どもの"何を""誰が""いつから""なぜ""どのくらい"困っているのか特定する。
- 多職種参加型の患者カンファレンスは，スタッフが問題を共有し整理できる。精神科医が開催の提案をすることはもちろん，参加することは大変有用である。

> *Point* 子どもの『言葉』を探そう。

- 子どもは入院時診断や病状が伝えられていないこともあり，身体疾患に起因する症状だけでなく，日常と異なる環境に，不安や緊張を抱いている。
- 子どもの表情仕草やベッドサイドの様子などの言語外の情報から，子どもが言語化できていない感情を精神科医師が推し量ることもある。

> *Point* 入院中だからこそできる，診察場面設定時におけるちょっとした工夫。

- 特殊な状況の中でも，子どもの負担を減らせるように診察上の工夫を試みる。
  - 例えば，子どもに安心基盤を与えるために親しい大人に同席してもらう。
  - 診察する場所（病室／病棟診察室／外来診察室など）を提案し，子どもに選択してもらう。これは，子どもに主体性を持たせる意味からも有用である。

> *Point* 子どもの親の言葉にも耳を傾けよう。

- 親（保護者）も子どもの入院がもたらす変化を強いられている。
- 子どもが入院したことで，親がどんな気持ちを抱いているかを子どもは敏感に感じている。
- 親の心情をうかがい知ることも，子どもの所見をとるのと同じくらい大切である。

### 2）具体的な活動・介入

> *Point* 依頼に迅速に対応する。

- C-L 依頼を受けたら，時間を空けずに依頼者に確認する。即時に診察できなくても，緊急対応を要するのかを判断するだけでもよい。
- 依頼に迅速に対応することは，依頼者と信頼関係を築く上でも有効である。
- 精神症状により，入院中の身体検査や治療の進行が妨げられているのであれば，精神科医師の積極的な介入が必要になる。

> *Point* A と B，だから C。

- A に子ども固有の不適応因子，B に子ども以外の因子

（関わり方，環境などの誘発因子）をあてはめ，Cを今起こっている問題とする。Cの問題解決の道をさぐるには，AかBのうちより簡単に変えられる方を変えれば良い。

- Aに関して，発熱，疼痛，麻痺，倦怠感など，身体原疾患に由来するものであれば既に身体科主治医がプランを立てているかもしれない。子どもの理解力やコミュニケーション能力を評価し，子ども側の不適応因子があれば対応方法を検討する[2]。そして子ども固有の知覚／感覚の過敏や障害[1]などの視点も忘れない。知的能力障害や自閉スペクトラム症，情緒関連障害など，精神疾患が関与している可能性はないだろうか。後者の場合は，それ自体を短期間で改善するのは困難・不可能なことが多いので，Bを変える必要が高まる。
- Bに関して，入院前は，少なくとも自宅では支障なく過ごせていたはずである。子どもが自宅でどのように過ごしていたかという情報は大きなヒントになる。食事内容，睡眠時間，家族きょうだい，友達，家庭以外の集団場面での適応能力など確認して，子どもの障害や特性を念頭に置きながら不適応因子をピックアップする。
    - ◇ 例えば，入院中の一日のスケジュールは，医療者側が一方的に決めることが多いのであるが，それを本人の理解力に合わせて，あるいは視覚情報を用いて子どもに伝えているかどうか。子どもが不快と感じる刺激を，医療者側が無意識に与えていないか。また子どもが言語表現で要求を相手に十分伝えることができているだろうか。
    - ◇ 知覚／感覚の障害や過敏がある場合，それらに対しても可能な限り環境配慮をする。

***Point*** スモールステップで，現実的にできることからスタッフを励ましながら取り組む。

- 一度に解決してほしいと身体科主治医や病棟スタッフは望んでいるかもしれないが、スモールステップで、小さな目標を立て、できることから取り組むことを強調する。
- 時にはアセスメントに時間がかかる場合もあろうが、即時対応を求めるスタッフに理解を求める努力は怠らない。
- 子どもの親（保護者）や病棟スタッフへ病状や具体的な対応方法を伝え、彼らの潜在的な能力に働きかける。
- 不思議なことに、些細なことでもアセスメント＆プランが一つうまくいくと、膠着状態にあった問題がスルスルと解消に向かっていくことがある。

> **Point** 退院後のフォローが必要な場合もある。

- 上記 A, B を評価する際、気分障害や、自閉スペクトラム症、知的能力障害、これまで不適切な養育を受けていた時期がないかなど、入院の主因である身体疾患以外の情報（精神疾患の家族歴、発達歴など）も確認し、スクリーニングする。
- 精神疾患の既往や現在日常生活で支障となっている具体的な症状がない場合、入院中は1回の診察でアセスメントを行い、長期予後の観点から必要であれば退院後も診療を継続する。

> **Point** 問題を包括的に定性評価しておく。

- 個々の活動や介入の結果が明確になるように、初回に子どもの症状や問題を包括的に定性評価しておくことが重要である。
- これは、身体科主治医や病棟スタッフが問題を焦点化することにも寄与する。
- 退院時や退院後に初回の状態と比較し健康の改善を評

価する。
- 用いる評価ツールに関しては,別章(第5章)に譲る。
- ほかに,子どもそして家族や介護者の満足度,依頼者(身体科主治医,担当看護師など)の満足度,C-Lサービスの結果(精神疾患と診断を受けている子どもの入院期間の短縮,精神疾患と診断を受けている子どもが障害に配慮のないケアを退院後受ける数を減らす)など複数の結果判定もある。

## 2. 小児がん患者のC-L

> *Point* 潜在的ニーズは高いが,具体的で有効な介入方法は未だ示されていない。

- がん対策推進基本計画[7]において"小児へのがん対策の充実"が平成24年に新たに重点課題として加わった。そして小児がんの症例は,小児がん拠点病院に集約する方向にあり,小児の治療の専門家によるチーム医療とともに緩和ケアチームなどの整備,難治例に対しては終末期がんケアをはじめとした緩和ケアを充実させることがうたわれている。
- また,成長発達期の治療による,治癒後の発育・発達障害,内分泌障害,臓器障害,性腺障害,高次脳機能障害,二次がんなど晩発性障害の問題も指摘され,長期的な支援や配慮が必要とされている。
- そういった観点から該当施設ではもちろん,それ以外の施設でもC-Lへの求めは増えていくかもしれない。
- 全般的に,小児がん経験者は,古典的な心理学的問題とされている抑うつや行動上の問題を呈する割合は低く,疲労感や疼痛,病気や治療に対する不安が聞かれる[8]。
- ただし,脳腫瘍患者は抑うつ症状,器質性精神障害のリスクが高く,それによる入院率も高く[8],C-Lの対

象となることがある。
- また，中枢神経の腫瘍の治療や急性リンパ性白血病，非ホジキンリンパ腫の中枢神経浸潤予防のための全脳照射，全脊髄照射，髄腔内薬剤投与，大量メトトレキサート，大量シタラビン療法，長期ステロイド治療，造血幹細胞移植時の全身照射の既往がある患者は，認知機能障害を引き起こす可能性がある[8]。
- 障害が明らかになった場合，注意能力，情報処理速度の向上にはリハビリテーションが有効な場合がある[8]。
- 小児がんの診断・治療が心的外傷となることは明らかだという報告もあるが，心的外傷後ストレス障害発症率は一般には低く，同世代と比較しても差がない[3]。
- また小児がん経験者の病気による心的外傷後成長（Post-traumatic growth）といった心理的成長も知られるようになってきている[3]。
- 現時点では，小児がん経験者の長期フォローアップケアの重要性は指摘されているものの，具体的な有効な介入方法は不明である[8]。
- C-L では，上に記した点を念頭におきながら，問題となる精神症状に対応することが求められる段階にあると思われる。

## 3. 成人がん患者の子どもに関する C-L

> *Point* 成人の医療現場において子どもは見過ごされがちである。子どもの存在を気に掛けるところから始めよう。

- 成人医療の現場では成人患者に保護そして養育されている子どもの存在は忘れられがちである。
- 親ががん患者である子どもは不安や気分の落ち込みを感じる率が高い[5]。
- また，親の病気を知っている子どものほうが，知らさ

れていない子どもよりもストレス症状が軽い[4]。
- 親の深刻な病気が,子どもの精神症状や問題行動の背景にあるケースでは,親の抱えている心理的社会的問題へアプローチする必要がある。
- 成人がん患者のC-Lでは,親の闘病生活により子どもが受けている影響も勘案しながら介入することが望まれる。


### 参考文献
1) Academy of Royal Medical College：No Health Without Mental Health: The ALERT Summary Report. AOMRC, 2009.
2) Guidelines and Audit Implementation Network：Caring for People with a Learning Disability in General Hospital Settings. GAIN, 2010.
3) Kamibeppu K, Sato I, Honda M, et al.：Metal health among young adult survivors of childhood cancer and their siblings including post-traumatic growth. J Cancer Survivorship, 4：303-312, 2010.
4) 厚生労働省科学研究費補助金　がん臨床研究事業：働き盛りや子育て世代のがん患者やがん経験者,小児がんの患者を持つ家族支援の在り方についての研究.平成21年度総括研究報告書, p.12-21, 2010.
5) Visser A, Huizinga GA, Hoekstra HJ, et al.：Emotional and behavioural functioning of children of a parent diagnosed with cancer: a cross-informant perspective. Psychooncology, 14：746-758, 2005.
6) 患者の権利に関するWMAリスボン宣言, 2005年10月.
7) 厚生労働省：がん対策推進基本計画. http://www.mhlw.go.jp/bunya/kenkou/gan_keikaku.html
8) JPLSG長期フォローアップ委員会 長期フォローアップガイドライン作成ワーキンググループ編：小児がん治療後の長期フォローアップガイドライン.医薬ジャーナル社,東京,2013.

（疇地道代,廣常秀人）

## 第14章

~大人との違いを理解して対応しよう~
# 子どもの精神病性障害

## はじめに

子どもの精神病性障害は成人と比較して症状や経過が非定型であり、診断が難しい。最近の精神病性障害への早期介入の観点からは、統合失調症をはじめとする精神病性障害を広く捉え、確定診断前から支援の対象として対応することが一般的となっている。

## 1. 子どもの精神病性障害の診断

> *Point* 子どもの精神病性障害については、成人と異なる特徴を理解して評価する。

- 子どもの統合失調症は、15歳以下の顕在発症を指すことが多く、統合失調症の約4%とされる。10歳以下での発症はきわめてまれである。
- 子どもの統合失調症の診断は、成人と同一の診断基準を用いるが、精神発達途上で感情や体験の言語化が未熟であることから、成人と比較して症状の表出の仕方が曖昧であり、定型的な症状を捉えにくい。
- 子どもの統合失調症の症状の特徴は、成人と比較して①幻視のみられるものがある、②幻聴内容の不鮮明なものや一過性のものが多い、③妄想構築はまれである、④感情易変性を示すものが多い、⑤強迫行為を示すものが多い、などとされる[1]。
- 不登校や引きこもりの子どもの中に統合失調症に罹患

している者が含まれているが，症状の非定型性のため，家族のみならず医療者からも気づかれにくい。
- 自殺リスクが高いことに留意する。
- 統合失調症以外にも，双極性障害や違法薬物などの使用によっても幻覚などの精神病症状を呈することがある。また解離性障害で幻覚様の訴えをすることがあり，イマジナリーコンパニオンも幻覚妄想状態と鑑別が難しい。
- 横断的な臨床像からは発達障害との鑑別が難しいことがある。生育歴や症状経過，生活機能の変化を十分に聴取する。

## 2. 精神病性障害への早期介入の考え方

> *Point* 精神病性障害の転帰を改善するための早期介入の意義を理解する。

- 統合失調症に定型的な陽性症状が出現する数年前から，すでに社会機能の低下や陰性症状が認められることが多く，臨床症状が目立ってくる発症時より前から脳の生物学的変化が起こっていると考えられている。
- 精神病状態の出現から治療開始までの未治療期間（Duration of Untreated Psychosis：DUP）が短ければ短いほど予後がよく，DUP が長期化することによって，①治療抵抗性増大，②症状重症化，③社会機能や生活の質（QOL）の低下などの問題が指摘されている。また，病初期2〜5年以内の病状がその後の長期予後を強く予測することが明らかとなってきた（臨界期仮説）。
- 統合失調症に特化せず，「統合失調症を中心とする精神病性障害」と広く捉え，精神病状態の初発後，可能な限り早期に発見し，包括的初期治療を集中的に行うための精神病早期支援サービスが世界各地で展開され

るようになった。したがって，確定診断前から精神科的に注意深い観察と支援を継続することが望ましい。

## 3. 前駆期段階の評価と治療

> *Point* 前駆期段階の症状は非特異的であり，精神病発症危険状態（ARMS）であっても必ずしも精神病性障害を発症するわけではない。治療は心理・社会的支援を中心とし，抗精神病薬の使用は限定的である。

### 1）前駆症状

- 子どもの統合失調症の前駆症状として以下のような症状が挙げられる。
  不安，緊張，圧迫感，抑うつ，意欲低下，罪業感，落ち着きのなさ，活動性亢進，注意集中力の障害，強迫症状，知覚異常，疑惑，被害関係念慮，身体愁訴，睡眠障害，不登校，社会的引きこもり，希死念慮など。
- 前駆症状は非特異的症状であり，症状の有無のみで精神病発症の予見は困難である。発症前に，不安障害やうつ病，双極性障害などと診断されていることもまれではない。
- 生活状況の変化が指標となるので，十分に家庭や学校での生活の様子を聴取する。

### 2）精神病発症危険状態（At Risk Mental State：ARMS）

- 精神病発症危険状態（ARMS）は，前駆期状態のうち以下の症状で定義される。ARMSから6〜12か月以内に10〜40％が精神病に移行するとされる[2]。
  ①微弱な精神病症状：頻度の乏しい短時間の幻覚体験，病的意義が曖昧な知覚異常体験，一過性の被害念慮，時々生じるまとまりの乏しい思考を経験
  ②短期・間欠型精神病症状：1週間未満で自然軽快する短期間の精神病状態（幻覚妄想状態，精神運動

興奮状態，思考障害，病識欠如）を経験

　③素因と状態のリスク因子：第一親等に精神病を有するか，魔術的思考や猜疑心などを特徴とする統合失調型パーソナリティ障害などの素因を持ち，かつ過去1年に仕事や学校に行かなくなるなどの社会的機能の低下が著しい症例

- ARMSは様々な精神障害（解離性障害，発達障害など）が包含されている可能性があり，早期介入・支援の対象ではあるが，統合失調症に特化した治療の対象ではない。

### 3）前駆期段階の治療

- ARMSを含む前駆期状態では，①「発症の予防的支援」，②「本人および家族への心理教育的支援」，③「随伴する種々の精神症状への支援」，④「発症後の精神科治療の中断を最小限にするための工夫」，⑤「精神病性障害以外の精神的問題への支援」に主眼を置いて対応する[3]。
- この段階では精神病性障害に必ずしも移行しないので，子どもや家族にいたずらに不安を抱かせたり，偏見を助長したりしないように配慮する。一方，「思春期の問題」と考えて軽視せずに経過観察することも必要である。
- 治療は日常生活上の負担を減らすための環境調整と，治療動機を継続するための支持的対応を基本とする心理・社会的対応を中心に行う。
- 子どもや家族の状態を見ながら，今後の精神病症状への発展や希死念慮などの出現を見据えての心理教育を行う。特に家族は子どもの精神不調に対して動揺が強いので，医療者は家族が子どもに安定して関われるように支える姿勢が必要である。
- 子どもの状態に応じて，支持的なカウンセリングや認知の歪みを修整するような認知行動療法，ソーシャル

スキルトレーニングなどを行う。
- 学校への適応に問題がある場合には学校関係者と連携し，学校内での居場所の工夫，フリースクールやフリースペースの利用などを検討する。その他デイケアや青少年相談などの社会福祉資源の利用も検討する。
- 不安，抑うつ，不眠などの精神症状に対しては，副作用に留意しつつ，対症的に薬物療法を検討する。
- 精神病性障害の発症予防目的などを理由として抗精神病薬は使用しない。現段階での抗精神病薬の使用は，①急激な機能低下，②希死念慮が切迫，③敵意攻撃性が強まり他害の危険性，が適応とされる[4]。

## 4. 精神病発症後の評価と治療

> *Point* 精神病発症後は抗精神病薬を中心とする薬物療法を行うが，副作用に留意し治療が中断しないように配慮する。子どもの生活に配慮した心理・社会的支援も併行して行う。

- 初回エピソード精神病（First Episode Psychosis：FEP）は，初診時点で知覚・思考・感情などの異常を呈する精神病状態を呈する患者と定義し，診断は問わない。いわゆる前駆期状態や ARMS から，さらに病状が進展した積極的危機介入を要する段階である。
- DUP の期間が短いことが転帰の改善につながることなどを子どもと家族に説明し，治療動機が継続するように対応する。
- 精神病症状に対する薬物療法は，基本的には成人に対する治療と同様であるが，非定型抗精神病薬を少量から使用することが推奨される。非定型抗精神病薬は定型抗精神病薬に比して錐体外路症状の出現が少ないとされるが，体重増加や高プロラクチン血症など代謝系への影響には注意を払う。若年から長期内服を継続す

るために,副作用で治療が中断しないように配慮する。
- 入院治療は暴力や自傷,希死念慮,強い抑うつなどがある場合に考慮される。初回入院の場合が多いので,できるだけ治療動機を保てるような病棟環境,対応の工夫をする。
- 前駆期段階と同様に子どもと家族に対する心理・社会的支援は重要である。社会的な不利が大きくならないように,教育への配慮や福祉制度の導入などを行う。
- 青年期年齢の ARMS あるいは精神病性障害の患者を対象としたデイケアなどの利用も考慮されるが,現段階では対応している施設数は少ない。子どもや青年の発達段階や興味関心を考慮したリハビリテーションプログラムが可能であれば望ましい。


### 参考文献
1) 松本英夫:児童期に発症した精神分裂病に関する臨床的研究.精神神経学雑誌, 90:414-435, 1988.
2) Fusar-Poli P, Bonoldi I, Yung AR:Predicting Psychosis Meta-analysis of transition outcomes in individuals at high clinical risk. Arch Gen Psychiatry, 69:220-229, 2012.
3) 新井 卓:ARMSへの支援.臨床医のための小児精神医療入門,p.200-204. 医学書院,東京,2014.
4) International Early Psychosis Association Writing Group:International Clinical Practice Guidelines for Early Psychosis. Br J Psychiatry, Suppl 48:s120-s124, 2005.

〈高橋雄一〉

# 第15章

~特性と二次障害を把握しよう~

## 発達障害圏の診断と初期対応

## 1. 発達障害について

> ***Point*** 発達障害の範囲は，学術上と行政上の区分では異なる。今後も変化する可能性あり。

- いわゆる「発達障害」は日本社会においても認知されるようになり，2005年4月から発達障害者支援法[1]が施行されて10年以上経過している。この法律の中では，「自閉症，アスペルガー症候群その他の広汎性発達障害，学習障害，注意欠陥多動性障害その他これに類する脳機能の障害であってその症状が通常低年齢において発現するものとして政令で定めるものをいう」とされている。ICD-10における「心理的発達の障害（F80-F89）」および「小児＜児童＞期及び青年期に通常発症する行動及び情緒の障害（F90-F98）」であり，てんかんなどの中枢神経系の疾患，脳外傷や脳血管障害の後遺症が上記の障害を伴う場合も含む。知的障害（F70-F79）は，知的障害者福祉法[2]が従来より施行されているため除かれる。
- 2013年に改訂されたDSM-5[3]においては神経発達症としてまとめられ，自閉スペクトラム症，注意欠如・多動症，限局性学習症に加え，コミュニケーション症，運動症，それに知的能力障害も含まれるようになった。
- 2012年の文部科学省の10年ぶりの調査では「知的発達に遅れはないものの学習面又は行動面で著しい困難

を示すとされた児童生徒」の推定値は 6.5% とされている[4]。

## 2. 診断にあたって

### 1) 受診動機と，本人・周囲との関係性

> *Point* 本人が中心となるよう配慮し，主訴に沿って進める。

- 受診動機は様々であるが，その趣旨を酌んで進めるようにする。診断を希望しているか否か，とにかく何とかして欲しいと思っているか，できれば薬は使いたくないか，など。その上で，聴取や検査などに対しても必要な説明を行っていく。
- 低年齢であるほど，本人希望の受診は考えにくい。周囲の心配などから受診につながるのが一般的であるが，それでも最初から本人を中心に据えるように努めることが，継続性につながる。特に，思春期以降はその要素が強まる。
- 本人や家族の多大な努力の結果，表面化しなかったが，能力の限界を超えて表面化もしくは二次障害に至った場合も少なくない。そういう場合は，まずはねぎらうようにする。
- 具体的には
  A. **主訴が診断や評価目的の場合**
    発達歴聴取や発達検査を進め，結果説明を行う。
  B. **主訴が発達障害の特性そのものの場合**
    発達障害の評価や診断が，理解と対処につながることを説明の上，了解を得て，次に進む。
  C. **二次障害が主訴となっていると考えられる場合**
    発達障害の評定は慎重に行う。まずは主訴の改善や対処に努め，発達障害の理解が本人にとってプラ

スになる説明ができるタイミングを見計らう。時間を要することもある。

## 2) 情報収集

> ***Point*** 特性を多面的に把握するよう努める。

- 本人との面談は欠かせない。視線，表情，相互のやりとり，会話の継続性などを観察するとともに，ラポールの形成に努める。
- 幼少期からの発達歴・生活歴聴取も欠かせず，その情報収集が肝要となる。可能なら，複数の養育者，また，同年齢の多くの子どもたちと接する先生からも情報を得るように努める。
- 養育者は，対象児を誰よりもよく知る一方で，主観が入りやすい。
- 複数の養育者や先生との面談は困難なことが多いが，アンケートは可能な場合が多い。
- 学童期以降なら通知表が有用である。学業の達成度，偏りのみならず，美術や技術家庭から巧緻性，体育から運動能力もある程度把握でき，神経発達症に含まれる運動症の評価につながる。さらに，生活面の自由記載欄は大変参考になる。特に，学年をまたいだ複数の担任の先生の評価は貴重な情報である。
- 主治医以外に，情報収集を一緒に行えるスタッフの存在は大きい。日頃からカンファレンスなど，良好なコミュニケーションを心がける。

## 3) 診断の重複と併存症

> ***Point*** 各特性の重症度と重なりを，また一次特性と二次障害を整理して把握し，対応につなぐ。

- 神経発達症内でも診断名の重複は一般的であるために，どれかに絞り込むことより，その重なりと各重症度を把握する。その後の対応は，診断名と1対1にはなっておらず，それぞれについての支援や介入が必要なためでもある。
- 逆に，一つの基準を満たしていれば，他の兆候の程度も把握しておくと参考になる。
- 同じ診断でも個人差が大きいことにも留意。
- 診断学的には徴候（特性）は軽度であっても，生活上の困難度が強く，二次的な状態像が重なっている場合もある。その把握と区別に努める。

### 4）補助ツール

> *Point* アンケート，認知機能検査，行動評価など各ツールの特徴を生かし，最適なバッテリーを検討する。

（ツール一覧は，第5章末の表を参照）
- 情報収集にはアンケートが有用である。記入者の主観であるため，単独では客観性に欠けるが，各自の視点が把握できる利点がある。このため，話し合わずに各自に記入頂くと，認識度の相違の把握に役立ち，その後の共通理解の土台にもなる。
- 認知機能検査は，認知レベル・生活機能レベルの把握，また，パターン認識や行動予測を立てるなどの生活上の工夫につながるなど予後予測にも役立つ。発達障害者は，知識が強く処理速度が遅い傾向があるなど下位分類に偏りがみられやすいことが指摘されているが，個人差も大きく，本検査をもって診断に充てることはできない。
- 行動評価手法は，評価者に一定のスキルを必要とするが，1時間ほどで客観的な発達特性を把握することができる。その時間枠内の状態しか把握できていない可

能性があることに留意。
- 総合して，各種ツールで補い合うことが望ましい。アンケートにて情報を収集しながら（可能なら面談も），認知機能を測定，その上で行動評価を行い，DSM等の基準で確認，といった方法が実現性が高く，包括的であろう。

## 3. 初期対応にあたって

> *Point* 本人の利益を最優先に，保護者の負担にも配慮を。そして，関わる人の共通理解を目指す。

- 主訴と受診動機に沿って，対応を検討していく。つまり，本人の感じている困難さを多角的に評価し，支援につなげていく姿勢が肝要である。
- 本人に対して，自分の特性・個性に合わせて自分なりの対処法を見つけていくことで過ごしやすくなることを，年齢と理解力に合わせて説明していく。否定的な説明とならないよう，具体的に前に進むような説明を心がける。
- 保護者に対しては，評価の結果説明と，それをもとに必要な配慮や支援を具体的に優先順位を考えながら伝えていく。
- 保護者への支援が必要な場合もある。保護者への負担も考慮し，無理のない計画を。同時に，相談の上，他の支援者も検討する。
- 園や学校との連携においては，基本的には本人と保護者の意向を尊重する。本人にとって有益な連携は推進するように配慮するが，保護者（と本人）の了解を得ておく（詳しくは第7章の教育機関との連携を参照）。
- 療育などの支援機関も必要に応じて提案する。押し付けない形で，見学などから始められるように配慮する。そのためにも，近隣の支援機関を把握し，情報

交流を行っておくことが望ましい。専門機関のみならず，言葉の教室，作業療法，学習支援など，小規模でも幅広い支援が各地で試みられている。保護者が調べていて，提案される場合も多い。
- きょうだいや家族関係にも配慮し，送迎などでかえって負担とならないような支援体制を心がける。

## 4. 各論における留意事項

### 1) 自閉スペクトラム症

> *Point* カテゴリーからスペクトラム概念へ。

- DSM-IV-TR での広汎性発達障害に相当。DSM-5 ではアスペルガー障害などのカテゴリーによる下位分類はなくなり，スペクトラム概念のもと重症度判定が求められている。
- DSM-5では①「複数の状況で社会的コミュニケーションおよび対人的相互反応における持続的な欠陥」と②「行動，興味，または活動の限定された反復的な様式」の2軸となっている。
- ①では，視線・表情・身振りの不自然さや乏しさ，一人遊び，人への関心の薄さ，共感性の乏しさ，一方的な関わり，字義通りの解釈，人間関係の構築や維持の困難さ，などが特徴。
- ②では，変化への抵抗性，通常と異なる独特な遊び方，好きなビデオやセリフの反復なども特徴で，定義上では感覚の要素を含む下記から2項目以上を必要とする。
  (1) 常同的または反復的な身体の運動，物の使用，または会話
  (2) 同一性への固執，習慣への頑なこだわり，または言語的，非言語的な儀式的行動様式

(3) 強度または対象において異常なほど，きわめて限定され執着する興味
  (4) 感覚刺激に対する過敏さまたは鈍感さ，または環境の感覚的側面に対する並外れた興味
- 症状は発達早期に存在するが，社会的要求が能力の限界を超えなければ，表面化しない場合がある。
- 社会的コミュニケーションの著しい欠陥を認める以外，診断基準を満たさないものは，社会的（語用論的）コミュニケーション症に分類される。
- 反応性愛着障害と対人反応の低下において酷似することがあるが[5]，②軸目の質が鑑別に有用である。
- 用語の説明：社会的にまたは診断書にて別の診断名を見聞きしうるため，養育者の理解に余裕があれば，「自閉症」「小児自閉症」「非定型自閉症」「広汎性発達障害」「アスペルガー障害」「高機能自閉症」などの別の用語が用いられることがあることを伝えておくとよい。
- 接し方の留意点
  ◇ 話し合いにより本人の納得の上で物事を決めるよう努める。
  ◇ スケジュールを視覚的にわかりやすくする。絵やカードなどで理解を助ける。
  ◇ 否定的な語の使用を避け，肯定的な声かけ。
  ◇ 急な予定変更は最小限にする。
  ◇ 気分転換しやすいものを用意しておく。
  ◇ 理解度に合わせて，他者の気持ち・反応についての解説。
- 薬物療法
  ◇ 現時点では自閉スペクトラム症について根治的な治療薬はない。
  ◇ 主に二次障害に対する対症療法として，抗精神病薬や気分調整薬，SSRIなどの抗うつ薬，漢方では抑肝散などが用いられることがある。

◇最近，一部の抗精神病薬では適用が追加承認されている。

## 2）注意欠如・多動症（ADHD）

> *Point* 具体的・肯定的な関わりと迅速なフィードバック。

- DSM-5 上の定義の留意点
  ◇不注意および / または多動性 - 衝動性の持続的（6 か月以上）な様式で，発達水準に不相応で，社会的及び学業的 / 職業的活動に直接，悪影響を及ぼすほどである。
  ◇下位分類（不注意優勢 / 多動衝動優勢 / 混合）と重症度評価（軽 / 中 / 重）にて詳細を判定
  ◇12 歳になる前から存在
  ◇2 つ以上の状況で存在
- 関連する留意点
  ◇被虐待児などの愛着障害で同様の症状がみられることがある。
  ◇ADHD 症状に対する叱責が自信や意欲の低下につながり，さらに叱責を受けるという悪循環を招きうるため，声掛けの仕方には注意が必要（下記）。
  ◇ADHD から反抗挑戦症，素行症，反社会性パーソナリティ障害へと至る DBD マーチが知られる[6]。
- 接し方の留意点
  ◇苦労をねぎらい支持的に。
  ◇本人との話し合いにより決めた一貫した方針で，課題は少しずつ区切り，フィードバックは迅速にわかりやすく。褒美シールなどの工夫は効果的。
  ◇望ましい行動にはその場でほめ，減らしたい行動には注目しない。危険な行動は，注意してすぐにとめる。
  ◇養育者側の負担とならないよう，程よいバランスを。

- 薬物療法
    ◇ 現在の承認薬はメチルフェニデート徐放錠とアトモキセチンの2剤であるが，気分調整薬，抗精神病薬等も用いられることがある。6歳以上で使用可能。
    ◇ メチルフェニデート徐放錠に関しては規制があり，処方・調剤に当たってはコンサータ錠適正流通委員会の登録病院，登録医師，登録薬局，登録薬剤師でないと処方箋発行や調剤ができないので注意が必要である。同錠剤は切ったり粉砕したりは不可，不溶性の部分があり便に交じって排泄される。副作用としては食欲低下，不眠，頭痛，胃腸障害などがある。

3) 限局性学習症

> *Point* 適切な課題の設定と共通理解を。

- 知的能力障害，身体的問題，他の精神または神経疾患，心理社会的逆境，習熟度不足などでは説明がつかない読み書き算数の困難を指し，学習障害（LD）と呼ばれてきた。
- 教育・心理・医療の領域に関わり概念の変遷がみられる。日本でLDの語が用いられ始めたのはDSM-IIIである[7]。
- DSM-IV-TRでは読字障害，算数障害，書字表出障害のカテゴリーに分かれていたが，DSM-5では3領域すべての軽/中/重の重症度評定が求められるようになった。
- 臨床的総括に基づいて診断されるべきであるが，以下が参考となる（第5章末の一覧を参照）。
    ◇ 認知機能の全体的・内容的な把握に，各種発達・知能検査や認知課題（言語課題，視知覚検査を含む）
    ◇ Learning Disabilities Inventory-Revised（LDI-R），Pupil Rating Scale Revised（PRS）などの質問紙

- ◇「特異的発達障害 診断・治療のための実践ガイドライン（2010）」[8]
  読字障害の判定に，単音連続読み検査，単語速読検査，短文音読検査があり，読み書きの症状チェック表も参考とする。算数障害では，計算に関する「算数障害の症状評価のための課題」と算数的推論の「算数思考課題」がある。
- ◇「小学生の読み書きスクリーニング検査（2006）」小学1年〜6年を対象 [9]
- 学業成績に直結するために過敏となりやすく，努力が評価されにくい点に留意し，適切な課題の設定と家族や教育者からの共通理解とおおらかな対応が望まれる。

## 5. 発達障害者支援センターについて

- 2005年4月の発達障害者支援法の施行に伴って設置された専門的機関で，発達障害者への支援を総合的に行う。都道府県・政令指定都市で運営，あるいは都道府県知事等が指定した社会福祉法人，特定非営利活動法人等で運営される。
- 業務内容は（1）相談支援，（2）発達支援，（3）就労支援，（4）普及啓発・研修など多岐にわたる。本人や家族，支援者，関係機関からの相談をうけ，必要に応じ他機関を紹介・連携。発達特性評価をして療育・教育・就労についての支援の具体的な計画や助言なども行う [10]。家庭や関係機関に現場訪問や，ケア会議へ参加することもある。
- 国立障害者リハビリテーションセンターのホームページから，相談窓口のリストを確認できる [10]。

## 6. 発達障害の支援団体

 発達障害者支援法の成立時に，日本発達障害ネットワークが設立されている。このネットワークには発達障害関連の複数の当事者団体や親の会，職能団体，学会・研究会が参加している[11,12]。

### 参考文献
1) 平成17年4月1日付け17文科初第16号 厚生労働省発障第0401008号 文部科学事務次官・厚生労働事務次官通知（抄）
2) 知的障害者福祉法 昭和35年3月31日法律第37号
3) American Psychiatric Association：DSM-5 精神疾患の診断・統計マニュアル．
4) 文部科学省初等中等教育局特別支援教育課：通常の学級に在籍する発達障害の可能性のある特別な教育的支援を必要とする児童生徒に関する調査結果について．2014年12月5日．
5) 市川宏伸編：広汎性発達障害—自閉症へのアプローチ，専門医のための精神科臨床リュミエール19，中山書店，東京，2010．
6) 齊藤万比古，原田 謙：反抗挑戦性障害．精神科治療学，14：153-159, 1999.
7) 石川道子：学習障害の概念，症候，診断基準．精神科治療学，29増刊：355-359, 2014.
8) 特異的な発達障害の臨床診断と治療指針作成に関する研究チーム（編集代表稲垣真澄）：特異的発達障害 診断・治療のための実践ガイドライン—わかりやすい診断手順と支援の実際—．診断と治療社，東京，2010．
9) 宇野 彰，春原のりこ，金子真人ほか：小学生の読み書きスクリーニング検査（STRAW）．インテルナ出版，東京，2006．
10) 発達障害情報・支援センター．http://www.rehab.go.jp/ddis/，国立障害者リハビリテーションセンター．
11) 日本発達障害ネットワーク．http://jddnet.jp/
12) 市川宏伸：発達障害の支援団体．精神科治療学，29増刊号：116-118, 2014.

〈磯野友厚，船曳康子〉

# 第16章
## ~からだとこころのバランスを見極める~
## 心身症・身体症状を訴える子どもの初期対応

本章ではいわゆる心身症,あるいは身体の訴えで受診する子どもへの対応を述べる。なお,心身症に含まれる摂食障害については第18章,心身症を伴いやすい不登校については第17章に詳述されている。

## 1. 総合病院における子どもの心身症

### 1) いわゆる心身症とは

> ***Point*** あらゆる疾患は心身症である。

- 心身症とは,広義にはこころとからだに関連のある状態(心身相関)を意味しているが,どんな病気にもこころの要素(病気についての不安・苦しみなど)はあるので,すべての病気が心身症であるともいえる。
- 狭い意味では,「気管支喘息」「アトピー性皮膚炎」などの身体疾患であって,その発症や経過に心理的・社会的な因子が深く関わっているものをいう。
- 「心身症」というのは病名ではなく,状態を示す用語である。DSMやICDでは「心身症」というカテゴリーはなくなっている。診断名としては例えば「気管支喘息(心身症)」という記載になる。
  ◇ DSM-5では多軸診断は廃止され,身体症状と関連のある障害群(disorders related to physical symptoms)の中の医学的疾患に影響する心理的要因 psychological

factors affecting other medical conditions に一部が位置づけられている。ICD-10 では，F5 生理的障害および身体的要因に関連した行動症候群（behavioural syndromes associated with physiological disturbances and physical factors）に一部が分類されている。
- 精神疾患に分類されているものでも，身体症状症（旧来の身体表現性障害など）や変換症（機能性神経症状症：旧来の転換性障害），摂食障害などは身体症状を主訴として受診するので，ここでは便宜上「心身症」に含めて扱うことにする。

## 2）子どもの心身症の特徴

> *Point* 子どもでは心身症はありふれている。

- 子どもは年齢が低いほど心身が未分化で，ストレス耐性も低いため，「身体化」しやすい。幼児では不安なときに「おなかが痛い」という表現は珍しくない。
- 発達段階によって心身相関の病態や表現型が変わってくる。そのため年齢によって好発する心身症が異なっている。
  - ◇乳児期では夜泣き，発育障害など
  - ◇幼児期では周期性嘔吐症，遺尿，緘黙，吃音，チックなど
  - ◇学童期では反復性腹痛，起立性調節障害，不登校，抜毛など
  - ◇思春期では過敏性腸症候群，過換気症候群，摂食障害など次第に成人の病態に近くなる。
  - ◇気管支喘息，アトピー性皮膚炎などはどの時期にもみられるが，年齢によって病態が異なる。
- 複数の心身症が併存したり，他の症状に移行することがある。
- 発達障害や行動上の問題の併存が多い。

- 家族や友人（たとえば虐待や学校でのいじめ）など環境からの影響が大人より大きい。

### 3）総合病院精神科の役割

> ***Point*** 院内外の小児科と連携する。

- 身体症状を訴える子どもがはじめから総合病院精神科を受診することはなく，「心身症」はまず院内外の小児科から紹介されてくる。
- 身体面の治療や鑑別のため，小児科との緊密な連携が必要になる。病院内の小児科とは連携がとりやすく，外来では往々にして小児科との同日受診，入院患者ではリエゾン診療となる。地域の小児科とは情報をやりとりしながら共同診療とするか，いったん精神科で引き受ける場合もいずれは逆紹介を目標に定期的に情報提供する（第12章小児科との連携を参照）。
- 小児科では心身症が多いため，小児科医の診療への抵抗は少ない。心身症を共同で診療する場合はリエゾンとして小児科医を支援する立場を明確にする。
- 親子にとっても精神科の敷居は高いので，精神科に紹介される「心身症」の診療は容易ではないとひとまず覚悟した方がよい。からだの病気なのになぜ精神科かと疑問に思う家族の見捨てられ感情にも配慮する。

◇厚生労働省が作成した「一般小児科医のための子どもの心の診療テキスト」[1]では，心身症は小児科医が判断し，軽症のものは自ら対応する対象とされている。子どもの診療を行う精神科医に紹介すべき基準も示されているので，本章ではそれをふまえて紹介先の総合病院精神科でどう対応したらよいかを示す。

## 2. 子どもの心身症の診断と治療

### 1）心身症の診療で心がけること

> *Point* 心身症に心因なし！

- 心身症の病態は心身相関といわれ，自他覚的にこころと身体症状の関連を明らかにすることが診療の目標とされる。しかし，明らかなストレスによる反応は別として，その関連は初診時にはわかりにくい。
- 重症の心身症では失感情症（alexithymia アレキシサイミア：感情体験を言語化することができない）という特徴がよくみられる。ストレスに気づかず，指摘されても意識できないため，言語による探索が難しい。
- 身体的診察を行うこと。触れることで身体が意識され，心身の再統合が促進される[2]。

> *Point* 心身をシステムとしてとらえる。

- ストレスが身体症状をひきおこす過程をブラックボックスと想定し，内外の様々な要因の相互作用として考える。症状はしばしば認知行動面との悪循環を形成している。

> *Point* 常に発達との関連を考える。

- その時期の発達課題によってストレス状況が違う。
- 発達には個人差がある。
- 発達障害の認知特性は失感情症と似ており，他に感覚過敏やこだわりなどの特徴が心身症の症状形成に影響していることがあるので注意する。

## 2）子どもの心身症の診断[3]

> ***Point*** 診断と治療は同時並行的にすすむ。

- ストレス対処モデルに従い以下の要素を評価する。
    - ◇心理社会的ストレス（とくに家庭，学校）
    - ◇ストレス対処（コーピング）：むしろ過剰適応になっていないか
    - ◇ソーシャルサポート（とくに家庭，学校）
- さらに下記を検討する。
    - ◇症状の経過と心理社会的要因の関連
    - ◇これまでの治療に対する反応
    - ◇精神症状の併存
- これらの作業でストレスと症状の関係がみえてきて，子どもや親にも受け入れられる場合は，それをひとまずの診立て（暫定診断）とする。
    - ◇ストレスが過剰で自覚もできている（「気づき」がある）場合は，ここまでは数回の面接で到達できることが多い（現実心身症）。
    - ◇失感情症や過剰適応が関与してストレスを自覚できていない（「気づき」がない）場合は，この段階で早くも行き詰まる（性格心身症）。往々にして子どもや家族の不安が強く，診療に対する抵抗がみられ，中断してしまうこともある。ひとまず現実的に可能な対応を模索しながら，性急な変化を求めず治療関係の確立をめざすのがよい。
- そもそも当初は診断が不確かで，「こころの病気」といった説明は受け入れられにくい。ストレスモデルで「こころ」を前提にせず，生体反応として説明する。
- こころに原因を求めると親はしばしば叱責する（「気持ちの問題」「精神力で乗り越えろ」）。がんばれないので身体の症状が出ていることを説明する。
- 心理社会的ストレスを考慮した診療をすすめながら，

さらに心身の関連がはっきりしてきてくるにつれて診断は修正されていき，治療が終了する頃にようやく確定する。

### 3) 子どもの心身症の治療

> **Point** こころは心，からだは身体へ。

- 前述の理由で，いきなり「こころを治す」というアプローチは取りにくい。からだとこころをそれぞれ健やかにすることを考える。
    - ◇ 身体症状に対しては可能な対症療法を行い，対処法を考える。
    - ◇ 精神的にはまず親子の不安を和らげることを優先する。
    - ◇ 不眠，不安，抑うつなどの精神症状を合併していたら薬物療法も考慮する。

> **Point** ことばによる気づきをめざさない。

- からだとこころの関連に「気づかせる」ことは成人でもしばしば難しいが，子どもは言語機能が発達していないのでなおさら容易ではない。
- しかし，子どもにはすぐれた直観力がある。遊びや芸術活動を通して象徴的解決を図る遊戯療法，絵画療法，箱庭療法などが活用できる。
- こころを直接扱わずに心身の上位システムである家族に働きかける家族療法はしばしば有効である。
- 子どもにもできるリラクゼーションはストレス耐性を高める。呼吸法，自律訓練法，漸進的筋弛緩法など。
- ストレスが自覚できる場合は，環境調整によってストレスを減らし，ソーシャルサポートを増やすのが最も効果的である。認知行動療法やSSTはストレス対処

能力を強化する。家族に対してもガイダンス,心理教育が有効である。
- ストレスが自覚できていない場合は,治療目標を別に設定する。行動療法や家族療法などは疾患自体を取り上げなくても可能である。患児のこころの成熟をめざす探索的な精神療法は長期間を要し,多忙な総合病院では現実的ではない。

## 3. 総合病院でよくみられる子どもの心身症

代表的な子どもの心身症の例を表16-1に示す。

以下に「一般小児科医のための子どもの心の診療テキスト」[1]の専門医療機関(子どもの診療を行う精神科を含む)紹介基準をふまえ,幼児期から思春期にかけて総合病院でよくみられる心身症を年齢順に略述する。

■表16-1 子どもの心身症

| 器官との関連 | |
|---|---|
| 消化器系 | 周期性嘔吐症　反復性腹痛　過敏性腸症候群 |
| 呼吸器系 | 気管支喘息　過換気症候群　心因性咳嗽 |
| 循環器系 | 起立性調節障害 |
| 泌尿器系 | 夜尿　心因性頻尿 |
| 皮膚系 | アトピー性皮膚炎　蕁麻疹　円形脱毛 |
| 内分泌代謝系 | 単純性肥満　アセトン血性嘔吐症　甲状腺機能亢進症 |
| 神経系 | 慢性頭痛　心因性けいれん　心因性感覚障害 |
| その他 | 発育障害　心因性発熱　夜泣き　夜驚症 |

| 行動上の問題 |
|---|
| 不登校　神経性習癖　選択性緘黙　嗜癖 |

| 精神障害に分類されているもの |
|---|
| 身体症状症(身体表現性障害,疼痛性障害など)分離不安症　変換症(転換性障害)チック症　抜毛症　摂食障害 |

### 1) 慢性頭痛

　◇通常の薬物療法や環境調整で軽快しない場合に紹介される。
- 筋緊張性頭痛と片頭痛の両方のタイプがある。いずれも緊張によって悪化する。
- 筋弛緩法やリラクゼーションを習得させ，悪化要因を避けて，痛みがあっても生活できることを目標に，薬剤を適切に使用することを含めたセルフマネジメントをめざす。

　◇「くり返す子どもの痛みの理解と対応ガイドライン」[4]を活用する。

### 2) チック症

　◇薬物療法を行っても軽快せず1年以上続く場合（慢性チック），他の精神症状を伴う場合に紹介される。
- 音声チックと運動チックがあり，男児に多い。自然経過での変動が大きい。
- 発達障害の合併が少なくない。強迫症を伴うことがある。
- 不安や緊張，興奮が増大，解消するときに起こりやすい。
- 成人期に軽快することが多いが，それまでは慢性疾患として捉え，家族ガイダンス，心理教育，抗精神病薬や抗うつ薬による薬物療法，行動療法を行う。学校での環境調整も必要である。

### 3) 選択性緘黙

　◇合併する精神障害の鑑別のため紹介される。
- 不安が強い女児に多く，分離不安症，社交不安症を伴っていることがある。
- 年少児で緘黙が特定の場面に限られ，社会参加が良好な場合は経過観察でよいが，軽快までに数年を要することもある。

- 年長児で遷延したり，全緘黙の場合は自閉スペクトラム症や知的能力障害，統合失調症の鑑別が必要。
- 合併疾患がない場合は遊戯療法や家族療法を行う。話すことを目標とせず，話さなくてもコミュニケーションができることを目指し，学校での環境調整を行う。

### 4）抜毛症
◇ 年長児で他の精神障害の合併が疑われる場合に紹介される。
- 円形脱毛症との鑑別が必要。
- 年少児では不安の一時的軽減や自己刺激行動として行っていると考えられ，一般に予後はよい。
- 年長児では強迫症や発達障害，気分障害が併存している場合があり，それぞれの治療が必要になる。
- 合併疾患がない場合は遊戯療法や行動療法，家族療法を行う。

### 5）起立性調節障害（OD）
◇ 通常の対応を行っても4週間まったく改善しないか，1か月以上不登校の場合に紹介される。
- 女児に多く，朝に症状が強いので「怠け」と思われやすい。
- 不登校になりやすい。
- うつ病との鑑別が必要。
- 生活指導，昇圧剤などの薬物療法とともに，不登校への対応を行う。
- 家族にはガイダンスと場合によっては家族療法を行う。
  ◇ 「小児起立性調節障害診断・治療ガイドライン」[4]の重症度判定，心身症診断チェックリストを活用する。

### 6）過敏性腸症候群（IBS）
◇ 初期対応後3か月で改善がみられない場合に紹介される。

- 思春期以降に多く、腹痛型、便秘型、下痢型、交代型、ガス型がある。
- 朝に症状が強いことが多く、乗り物恐怖、不登校になりやすい。
- 不安、抑うつを呈しやすく、ときに強迫症、自己臭恐怖を伴う。
- 子どもと親に、腸と脳が相関する病態の説明をして、食生活を中心に生活指導を行う。
- 消化器用薬とともに自律神経安定作用、鎮痛作用のある抗不安薬、抗うつ薬が有効。
    ◇「くり返す子どもの痛みの理解と対応ガイドライン」[4]を活用する。

### 7) 過換気症候群
◇初期対応後も発作をくりかえす場合、他の精神障害を合併する場合に紹介される。
- 思春期以降の女児に多い。
- パニック症、全般性不安症、心的外傷およびストレス因関連障害、解離症を鑑別する。
- 合併疾患がない場合は、不安に対する薬物療法と支持的精神療法を行う。

### 8) 変換症（転換性障害）・解離症（解離性障害）
◇診断後3か月しても症状が改善しない場合に紹介される。
- 思春期以降の女児に多い。
- 視覚や聴覚の感覚障害、失立失歩などの運動障害などの転換症状が重度であったり、けいれんや昏迷で入院した場合は鑑別のために早急に紹介されることが多い。
- 背景としての虐待、外傷体験に注意する。
- 身体疾患について繰り返し検討するとともに、反応性愛着障害、心的外傷およびストレス因関連障害、発達

障害，パーソナリティ障害，統合失調症などを鑑別する。
- 葛藤を言語化できない場合が多いので，非言語的な遊戯療法，箱庭療法や家族療法を行う。

### 参考文献
1) 「子どもの心の診療医」テキスト．http://www.mhlw.go.jp/bunya/kodomo/kokoro-shinryoui.html
2) 成田善弘：心身症と心身医学　一精神科医の眼．岩波書店，東京，1986, 1999.
3) 吾郷晋浩，生野照子，赤坂 徹編：小児心身症とその関連疾患．医学書院，東京，1992.
4) 小児心身医学会編：小児心身医学会ガイドライン集改訂第2版—日常診療に活かす5つのガイドライン．南江堂，東京，2015.
⇒「小児起立性調節障害診断・治療ガイドライン」，「小児科医のための不登校診療ガイドライン」，「小児科医のための摂食障害診療ガイドライン」，「くり返す子どもの痛みの理解と対応ガイドライン」，「小児科医のための心身医療ガイドライン」の5つをまとめたもの．

〔宮川真一〕

# 第17章

~個々のケースに合った対応を~
## 不登校の初期対応

## 1. 不登校とは

### 1) 不登校の定義
文科省の調査では不登校児童生徒を「何らかの心理的,情緒的,身体的あるいは社会的要因や背景により,登校しないあるいはしたくてもできない状況にあるために年間30日上欠席した者のうち,病気や経済的理由による者を除いたもの」と定義している。

### 2) 疫学
- 平成13年前後をピークに平成24年度までは概ね緩やかに減少していた不登校児童生徒数が,平成25年度は7千人の増加に転じた[1]。平成26年度には小学生約2万6千人,中学生約9万7千人,不登校児童生徒数は約12万人となり前年度に比してさらに約3千人増加している。

*Point* 不登校は再び増加の傾向にある。

- 原因については今後の分析を待たなくてはならない。

### 3) 不登校の理由,背景
- 文科省は,不登校が続く理由として,学校生活上の影響(①いじめ,②いじめを除く他の児童生徒との関係,③教職員との関係,④その他の学校生活上の影響—学業不振,部活動,入学/転校など),⑤あそび・

非行,⑥無気力,⑦不安などの情緒的混乱,⑧意図的な拒否,⑨その他に分けて報告している。
- 小学生では不安などの情緒的混乱,無気力が多い。中高生になるといじめを除く他の生徒との関係,あそび・非行が増えるという報告がなされているが,実際には複合要因が多い。
- 医学的には,分離不安,社交不安,うつ気分,恐怖感,回避的心性などの心理的要因,家族関係,教師との関係,級友との関係などの社会的要因,発達障害,精神疾患,心身症など生物学的要因と整理される[2]。

> *Point* 不登校には様々な原因と背景があり,一つの病気ではない。

## 2. 不登校に関する要因の把握―どう診立てるか―

- 齊藤は不登校を総合的にとらえ的確に支援するために,以下のような多軸評価のシステムを提唱している[3]。
    第1軸:背景疾患の診断
    第2軸:発達障害の診断
    第3軸:不登校出現様式による下位分類の評価
    第4軸:不登校の経過に関する評価
    第5軸:環境の評価
- 第1軸の背景疾患は,齊藤によると不登校を主訴とする子どもの精神疾患としては,適応障害43%,不安障害35%,身体表現性障害12%,その他の疾患10%であったという。背景疾患に応じて,治療技法の選択や,支援の方向性が定まりやすくなる。
- 第2軸の発達障害の子どもたちの中で不登校を示す例は比較的多く,注意欠如・多動症(ADHD),自閉スペクトラム症,学習症などを特定することで対応の修正が必要になる。

- 第3軸の不登校出現様式は，対社会的対処法および適応様式により，過剰適応型，受動型，受動攻撃型，衝動型，混合型に分類される。不登校時および社会参加時における支援のヒントになる。
- 第4軸は，不登校準備状態，不登校開始時期，ひきこもり段階，社会との再会段階と分類される。段階の特性に応じて，登校刺激を与えるかどうかといった援助を調整するのに役立つ。これらは心気的時期，情緒的混乱期，自閉期，回復期と言い換えてもいいかもしれない。
- 第5軸は，家族要因（家族構成，家族機能，虐待の潜在など），学校機能，地域の社会資源も，不登校の成立機序や回復過程と密接に関係するので重要である。

以上の評価システムはケースが抱える問題を網羅的に把握できる有効なツールになる。

> *Point* 多軸評価のシステムを利用した診立てが有効。

## 3. 治療

### 1) 面接時の注意点

- 初診では，まず，気分不快，めまい，頭痛，腹痛，下痢，食欲不振，不眠，昼夜逆転といった身体的問題が訴えられることが少なくない。
- 面接場面に現れた子どもと親は登校をめぐって苦悩しているわけで，まずはそれまでの親子の取り組みを労い，受容的に傾聴する姿勢が求められる。一旦信頼関係が構築できれば不登校状況について徐々に明らかになっていき，子どもが抱える諸問題が整理されて，診立てや対処方針も決まってくる。
- ケースによって個々の状況に応じた目標を設定し，段階的に社会的体験をさせることが肝要である。

- 最終的な目標は再登校することではなく，同世代集団をはじめ周囲との関わりが再開し，本人なりの自己実現が図れることに置くべきであろう。

> ***Point*** 治療の目標は一律に再登校することではなく，個々の状況に合わせて目標設定すべきである。

2) 治療の流れと具体的な対応

> ***Point*** 時期・段階に応じて，計画的な面接を進める。

A 初回面接
- 登校できないことを責めないのはもちろん，子ども・保護者の不安や状態について耳を傾け共感する態度が重要。ファーストコンタクトに失敗するとその後の治療的関わりがそもそも成り立たなくなる。
- 子どもと保護者が何に困っているかを尋ねそれらを明らかにする（主訴）。
- 当座は登校刺激を避けてもらい十分休息を取らせるよう勧める。
- 可能ならば不登校に至った経緯，きっかけ，子どもの取り組み，保護者の対応，学校側の対応を聞く。

B 2～3回目の面接
- 子どもが困っていることを中心に前回からの生活状況を聞く。また，前回聴取できなかった病歴などを聞いて補う。
- 成績表，連絡帳，ノート，担任からの情報提供書などを持参してもらう。
- 必要な身体的および心理検査などの必要性を説明し予定する（検査）。内分泌疾患，糖尿病，脳器質性疾患，起立性調節障害，発達障害，精神疾患などの鑑別も必要になる。
- 生活リズムの調整，家庭での生活の検討を始める。

C 4〜5回目の面接
　◇情報や検査結果を総合して仮の診立て（仮説）を提示する。可能な範囲で暫定診断も伝え治療契約を行う。
　◇子どもが困っていることを受容しながら，その解決に向けて一緒に考える。
　◇保護者の葛藤も受け止めつつ，保護者と子どもとの関係を調整する。
　◇睡眠障害，めまい，強い不安，腹痛，下痢など投薬が必要な場合は，向精神薬，内科薬などを処方する。

D 時期をみて
　◇必要に応じ主治医や心理士が担任や養護教諭との面接を持つ（環境調整）。
　◇子どもの生活リズムや情緒が安定してきたら，習い事，塾，自助グループ，適応指導教室など家庭以外の居場所を確保する。当初は保護的大人との関わりから，徐々に同世代集団へと近づける考えで。
　◇級友と互いの家などで接触させる。担任と家庭・放課後の教室などで面会させる。
　◇級友や担任との心理的距離が縮んできたら，登校刺激のタイミングを図り部分的登校を試みさせる。
　　例）保健室・別室登校，放課後登校
　◇登校時間を段階的に増やしていく（脱感作的行動療法）。
　◇長期に登校できない場合は，診断の再点検とともに，進級や進路の相談にものる。

## 3）こんな不登校ケースではどうするか（文献[4,5]を改変）

> **Point** 一般的な流れに加えて，際だった特徴に合わせたアレンジを。

A 発達障害の事例
　◇慣れない場所や体験への恐怖，ざわついた雰囲気・

音・光など感覚刺激への過敏さ，注意集中困難，周囲との興味の共有の難しさ，他児の会話や意図の理解・状況判断・暗黙のルールの把握困難などが作用していることが多い。
◇ 個別的声かけ，教室内の位置・居場所，刺激統制等の環境調整，スケジュールに関する視覚的支援，他者の心情や意図・場にふさわしい振る舞い方についての説明と練習が必要である。
◇ 思春期以降になると学習支援，同世代集団への参加の支援（クラブ活動，趣味のサークル，自助グループ，サポーターの存在）もポイントになる。

B　ひきこもりが顕著な事例
◇ 自閉的生活が長期にわたると，不規則な生活リズム・孤立感・回避的心性・自尊心低下が生じる。これらへの支援としては，生活リズムの調整，手伝いなどを通じて家庭内での小さな成功の蓄積，大学生の家庭教師をはじめとするメンタルフレンドの活用，家庭外の居場所の確保，発達障害や統合失調症などの精神疾患の鑑別が必要になる。
◇ 鑑別の必要性や長期に本人が来院できない場合は訪問による介入が転換点になる場合もある。

C　暴力が顕在化している事例
◇ 子どもが不安や葛藤を言語化できず暴力という行動化で表現していること，絶望感と依存願望の存在を理解し，共感することが前提になる。
◇ それらに配慮しつつ，意思疎通の手段の工夫および家族関係の調整を進め，両親連合の回復，父親・母親－本人関係の程よい距離を模索，再構築していく。
◇ 暴力が激しい場合には，一時距離を置く，または警察介入といった限界設定も必要になろう。

## 4. まとめ

- 義務教育期間に不登校を示した子どものうち約80％は20代で社会的予後が良好であったという報告がある[6]。
- 学校場面で適応がうまくいかない子どもを，ある時期サポートすることで，ひきこもりへの移行を防ぐ必要がある。そのためにはケースに応じて多面的で段階に沿った支援が望まれる。
- 対応は，医療モデルにとどまらず，家庭や学校はもちろんだがその他の社会的資源との連携が鍵になる。

### 参考文献

1) 文部科学省：平成26年度学校基本調査（速報値）平成26年8月7日．
2) 近藤直司：不登校・ひきこもり．齊藤万比古編：子どもの心の処方箋ガイド，p.344-346．中山書店，東京，2013．
3) 齊藤万比古ほか：不登校の臨床的評価とその治療的観点．齊藤万比古編：不登校ハンドブック，p.37-216．中山書店，東京，2007．
4) 星野仁彦：不登校．気づいて！こどもの心のSOS こどもの心の病全書，p.81-109．VOICE，東京，2006．
5) 宮沢久江，近藤直司：不登校，ひきこもりと広汎性発達障害．専門医のための精神科臨床リュミエール19 広汎性発達障害，p.207-212．中山書店，東京，2010．
6) 齊藤万比古：不登校の長期経過．齊藤万比古編：不登校ハンドブック，p.365-373．中山書店，東京，2007．

〔本田教一〕

## 第18章
### ～総合病院が治療の中心となる～
### 摂食障害の初期対応

摂食障害は身体的治療と精神科治療とを同時に必要とすることが多いため，総合病院での対応を求められることが多い。本章では子どもの神経性やせ症（神経性無食欲症）を中心に初期評価と治療について述べる。

## 1．子どもの摂食の問題を生じる精神疾患

> *Point* 子どもの摂食の問題は年齢や発達を考慮して鑑別診断をする必要がある。

- DSM-5 における「食行動障害および摂食障害群」は，表18-1のように疾患分類されており，DSM-IV までの摂食障害以外の種々の食行動異常が含まれるようになった。

■表18-1 食行動障害および摂食障害群（DSM-5）

| |
|---|
| 異食症 |
| 反芻症／反芻性障害 |
| 回避・制限性食物摂取症／回避・制限性食物摂取障害 |
| 神経性やせ症／神経性無食欲症<br>　摂食制限型<br>　過食・排出型 |
| 神経性過食症／神経性大食症 |
| 過食性障害 |
| 他の特定される食行動障害または摂食障害 |
| 特定不能の食行動障害または摂食障害 |

- 神経性やせ症（神経性無食欲症，以下 AN）や神経性過食症（神経性大食症，以下 BN）は近年増加傾向で，発症年齢も小学生年齢から成人期以降と幅が拡がっており，患者背景も多様である。
- 小学校低学年年齢の子どもにおける食事摂取不良は，AN や BN よりストレス反応性の食思不振，嚥下恐怖や嘔吐恐怖によることが多い。
- 極端な偏食や異食症，反芻症などは知的障害や発達障害者に併存してみられることが比較的多い。
- 過食性障害（反復する過食を主症状とするが，排出行動などの代償行動がない）は，子どもの肥満症の原因疾患の一つに挙げられる。

## 2．子どもの摂食障害

> ***Point*** 摂食障害は食行動異常の内容が変化して病型が移行することや様々な身体合併症や精神症状が併存し，臨床像が多様である。

- 摂食障害は図 18-1[1] のように，通常は AN（摂食制限型）で発症し，1）比較的短期で食行動が軽快する，2）病型が変わらずに食事摂取制限が遷延する，3）AN（過食・排出型）や BN のように過食や排出行動が主徴になる，の 3 パターンに大別される。過食や排出行動は一般に高校生年齢以上に多くみられる。
- 併存症には，抑うつ障害，不安障害，強迫性障害，パーソナリティ障害，物質関連障害などの精神疾患や，自傷行為，自殺企図，家庭内暴力，非行，性的逸脱行為などがある。併存症の有無や出現時期は，各症例で異なり，一様ではない。
- 飢餓状態では栄養障害に伴う身体的変化の他に，精神症状（抑うつや強迫性の亢進など）や食行動異常など，摂食障害と同様の症状を呈することがある。体重

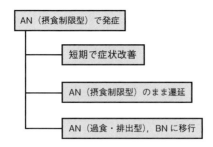

■図18-1 摂食障害の一般的な臨床経過

や栄養状態の回復により，摂食障害の症状が軽減することも多い。
- 臨床経過の違いは，身体状況のみならず，摂食障害の症状，併存症の程度，子どもと家族の治療への協力的態度など様々な要因が関与する。
- 臨床経過中問題となる症状が変化することが多く，時期によって適宜治療の標的症状を見直す必要がある。

## 3．AN 患者の評価

> *Point* 子どもの AN では，高度な栄養障害や脱水を来たし身体的危機状態に陥ることが多い。栄養障害自体が食行動異常や精神症状を修飾することもあり，身体面，精神面の両面を十分に評価する。

- AN 患者は身体不調の自覚に乏しく，登校や運動をして活動的であることが多く，医療者を含め周囲の大人が身体的危機状況を見過ごしやすい。医療機関に受診した時点で，緊急入院を要する状態であることもまれではない。
- AN 患者は医療機関受診に抵抗感が強いことが多く，ラポール形成に努めながら段階的に身体診察や検査を進めていく。

- 小児科医や内科医にも可能な限り併行して診察を依頼し，治療上の役割分担をすることが望ましい。
- 保護者は子どもの病状に巻き込まれ，病状を理解できないこともある。保護者が医療者と共同して治療に協力できるように配慮に努める。

1) **身体面の評価**（身体的診察・検査については第10章も参照のこと）
- 身体所見：
  - 身長，体重の変化（成長曲線を利用し，病前からの発育状況を確認する。体重減少だけでなく「体重が増加しない」ことにも注意）
  - 低血圧，徐脈，四肢末梢冷感（末梢循環不全）
  - 脱水の有無（皮膚，舌の乾燥，尿量減少）／浮腫，胸腹水，心嚢水の有無
  - 脱毛，産毛増生，便秘，歯芽の変化など
- 検査所見：
  - 血算：貧血，白血球減少など
  - 血液生化学：肝機能障害，腎機能障害，低血糖，電解質異常（特に血清リンは refeeding syndrome 予防のために検査必須），脂質異常（低栄養時，検査上血清コレステロール高値となることもある），ビタミン・微量元素不足，甲状腺機能低下などの内分泌異常など（脱水や慢性の低栄養状態では，検査値の異常値がマスクされることがあることに注意）
  - 尿一般検査：脱水の把握（高比重，ケトン体陽性）
  - 心電図：徐脈，電解質異常に伴う不整脈や波形異常
  - XP：滴状心，胸腹水，腸管ガスの異常
  - 脳 CT（MRI）：脳萎縮の有無，下垂体疾患の鑑別

など

2) **精神症状の評価**
- 子どもの AN の診断は，成人と同様に DSM-5 などの

診断基準を用いる。ただし子どもでは肥満恐怖ややせ願望，自己の身体像の歪みといった特徴的な症状を訴えないものの，活動性の亢進や不自然な食行動から症状を把握できることがある。また当初は症状を否認しても，治療過程で体重が回復してから肥満恐怖などの症状が明らかとなることもある。
- 生育歴，発達歴を詳細に聴取し，子ども自身の発達傾向や性格傾向，生育環境や家族関係を含む対人関係を把握する。基礎に発達障害がある場合にはその特性に応じた対応が必要となる。
- 摂食障害以外の精神症状や行動障害を包括的に評価し，その時点での治療の標的症状を明確化する。
- 心理検査は低体重や低栄養状態のときは適切な判断材料とならないので，一定の身体状況の回復を待ってから行う方がよい。

## 4. AN の身体的治療

> *Point* 栄養障害が顕著である場合は，精神科治療より身体治療を優先する。特に強制栄養を行わざるを得ない身体的危機状態では，入院治療を考慮する。

- 日本小児心身症医学会の「小児科医のための摂食障害診療ガイドライン」[2] の「神経性無食欲症に対する初期治療（身体的治療）の概要」（表 18-2）および「身体的治療の選択」（表 18-3）に示す。
- 同ガイドラインでは，体重を基準として，顕著な低体重（標準体重の 65% 未満）あるいは急激な体重減少が入院適応としている。ほか，肝機能障害，意識障害，電解質異常，腎機能障害，不整脈，歩行困難，急激な浮腫などを参考に総合的に判断する。
- 他に経口摂取への強い拒否や，顕著な過活動傾向のために外来治療での体重や栄養状態の回復が見込めない

## ■表18-2 ANに対する初期治療(身体的治療)の概要(文献2より)

| 1. 治療教育 | ・疾病教育<br>・栄養教育<br>・治療方法の説明 |
|---|---|
| 2. 再栄養療法<br>(refeeding, nutritional rehabilitation) | ・食事指導・食事療法<br>・経口栄養剤<br>・末梢点滴<br>・強制栄養:経管栄養・中心静脈栄養 |
| 3. 生活行動・運動の指導・制限 | |
| 4. 薬物療法 | |
| 5. 身体的合併症への治療 | |

## ■表18-3 身体的治療の選択(体重を基準とした場合)(文献2より)

| 身体的治療<br><br>標準体重の | 治療教育 | 食事療法 | 食事指導 | 点滴 | 強制栄養 | 運動制限 | 薬物療法 | 治療の場 |
|---|---|---|---|---|---|---|---|---|
| 75%以上 | ◎ | ◎ | ◎ | × | × | △ | △ | 外来 |
| 65〜75% | ◎ | ◎ | ◎ | △ | × | ○ | △ | 外来 |
| 65%未満 | ◎ | ◎ | ◎ | ○ | △ | ◎ | △ | 入院 |

(◎:必要 ○:ほぼ必要 △:状況により必要 ×:原則,実施しない)

ときなど,個々の症例の状況に応じて入院を判断する。
- 一般に体重回復の目安としては,病前の体重ではなく,日常生活活動に支障の生じない標準体重の85〜90%を目標とする。

### 1) 外来治療
- 身体的状態が比較的安定しているときには外来治療とする。また,入院適応でも子どもや保護者が入院治療に強く抵抗感を示す場合には,限界設定を示した上で頻回の外来通院で経過観察することもある。
- 身体診察:外来受診ごとに体重,体温,脈拍,血圧測定を行う。また適宜身体診察や採血などの検査を行い,身体状況の変化を縦断的に評価する。

- 栄養教育：子どもだけでなく保護者も適切な栄養摂取を理解できていないことが多いため，医学的に必要な栄養や栄養障害による身体への影響について説明をする。食事はまずは食べられる物から摂取するように勧め，摂取できたら評価して段階的に食事量を増やし，バランスの良い食事にするように促していく。栄養士による栄養指導も考慮する。食事摂取が難しい場合や低栄養が顕著の場合には，栄養剤を併用する。
- 生活指導：頻回の体重測定など体重値にとらわれてしまう場合には，体重測定の回数を規定したり，体重計の使用を控えるようにする。体重の回復の妨げとならないために学校活動や外出の制限，必要な安静を指示する。学校の担任教師や養護教諭に依頼して，学校での生活状況や身体状況を把握する。

## 2）入院治療

- 子どものANの入院治療は，医療者のマンパワーや病棟体制，精神科病棟の有無など各医療施設によって対応が異なる。身体的な問題が中心で，精神症状や行動障害が目立たない場合は内科や小児科の一般病棟で身体治療を行うことは可能であるが，各診療科医師や看護師との情報共有が大切であり，それぞれの役割分担を明確にしておく。
- 身体的危機状態における治療上の留意事項を挙げる。
    ◇ 身体診察，バイタルサインの把握は毎日行うが，体重にはこだわりが強いことが多いため，体重測定は週1〜2回曜日や時間帯を規定して行う。
    ◇ 血液検査，尿検査も身体状態に応じて定期的に行う。
    ◇ できるだけ経口摂取で水分や栄養を補給することが望ましいが，脱水が顕著である場合や飲水が不十分な場合には輸液を，経口摂取が不良の場合には経管栄養を考慮する。
    ◇ 栄養補充は消化管を利用する形が望ましいが，上腸

間膜動脈症候群や下痢などの消化器症状のために経管栄養を行うことができない場合には中心静脈栄養を行う。
◇ ビタミンB群・微量元素の補充，電解質補正を行う。特にrefeeding syndromeには注意が必要であり，摂取カロリーの増量は緩徐に行う。通常は800〜1,000kcal/日程度から開始し，体重や血液検査の変化をみながら数日から1週間単位で100〜200kcal/日ずつ段階的に増量する。併せてリンの補充をする。
◇ 無月経については，通常体重が回復すると月経が再開することが多いが，無月経が長期にわたる場合には産婦人科医に診察を依頼し，ホルモン補充療法などを検討する。

## 5．ANの精神科治療

> *Point* 身体状態の回復とともに，精神科治療の比重を大きくする。摂食障害と併存症双方の症状，生活状況を総合的に評価し，患者の個別性に応じて必要な治療技法を組み合わせる。

- 精神科医の役割は，心理教育や精神療法に加え，管理医として患者の行動枠の設定や関わる医療スタッフの役割分担のマネジメント，環境調整のコーディネーター的役割，心理教育や精神療法などである。
- 心理教育：子どもや保護者に対して，前述のような身体面の変化に加え，精神科的な病態を十分に説明する。精神科的な治療目標は単に食事摂取や体重の回復ではなく，低い自己評価への対処行動としてのANの症状形成であることを伝える。そのために生育歴から病歴を丁寧におさらいして，症状形成の背景を把握する。
- 環境調整：家族内葛藤，学校の不適応など病状に関与

する状況を把握し，負担軽減に務める。家族は両親のみならず，関わるきょうだいや祖父母とも面接して，心理教育と同時に関係調整を試みる。また学校は担任，養護教諭，必要に応じて幹部職員とも話し合い，子どもと家族を支える体制の構築を検討する。

- 行動療法：行動枠の拡大などを強化子として，段階的に体重値や食事摂取量を規定して回復を図る行動療法は，治療目標が明確でありよく用いられる。ただし治療が想定通りに進まない場合に，患者側が体重や食事をごまかすなどの逸脱行動を示したり，逆に治療者側が患者側に厳しい態度を示したりすることがあり得る。治療関係を保つために多少臨機応変な対応をとることも必要である。
- 精神療法：支持的精神療法，認知行動療法，対人関係療法，家族療法などがあるが，特定の技法に拘らず，病状や患者の特徴に応じた対応を選択する。臨床心理士が治療に参画する場合は，A-Tスプリットなど医師と役割分担したカウンセリングや，保護者への介入を検討する。特に治療過程の中で不安や抑うつなどの症状が前景となることがあり，症状の変化に応じた精神療法を行う。
- 薬物療法：ANの摂食回復に対する薬物療法のエビデンスはない。抑うつや不安などの併存症の症状に応じて対症的に薬物療法を検討するが，身体状況が不安定なときには副作用が生じやすく，注意が必要である。

参考文献
1) 日本精神神経学会監修：摂食障害．臨床医のための小児精神医療入門，p.55-59．医学書院，東京，2014．
2) 日本小児心身医学会編：小児科医のための摂食障害診療ガイドライン．小児心身医学会ガイドライン集改訂第2版，p.117-214．南江堂，東京，2015．

## 推薦図書

傳田健三：子どもの摂食障害−拒食と過食の心理と治療．新興医学出版社，東京，2008．

日本摂食障害学会監修，「摂食障害治療ガイドライン」作成委員会編：摂食障害治療ガイドライン．医学書院，東京，2012．

(高橋雄一)

## 第19章
～チームワーク・ネットワークで早期の発見と介入を～
# 被虐待事例の初期対応

## 1. 児童虐待とは？

### 1）児童虐待の実態

- 児童虐待とは，保護者が子どもの心身を傷つけ，子どもの健全な成長・発達を阻害することをいう。身体的虐待，性的虐待，ネグレクト，心理的虐待に分類される。
- 全国の児童相談所の児童虐待相談対応件数は平成2年度1,101件，平成11年度11,631件，平成25年度73,765件と増加し続けている。
- 児童虐待の増加に伴って，総合病院では身体的虐待による外傷で救急搬送される事例が増えている。小児科では身体症状を主訴として受診する子どもの中にネグレクトや心理的虐待が背景にある事例があり，婦人科では性的虐待事例の診察を求められることがある。
- 院内に精神科があればこれらの事例の多くは精神科的な評価と治療，対応を目的に院内紹介されてくる。
- 精神科を受診する子どもの中にもネグレクトを主として様々な児童虐待の事例がある。

### 2）児童虐待の防止等に関する法律

> *Point* 法律を知っておこう。

- 児童虐待の増加に関連して平成12年に児童虐待の防止等に関する法律（以下，児童虐待防止法）が制定

された。第二条に児童虐待の定義が,第三条に児童虐待の禁止が,第五条に関係者の早期発見の努力義務等が,第六条に発見者の通告義務,通告の守秘義務への優先等が記されている[1]。

### 3) 早期発見の重要性

> *Point* なぜ早期発見か。

- 児童虐待は子どもへの重大な人権侵害であり,時には生命をも脅かし,心に深い傷を残しその後の人格形成に大きな影響を与える。また,児童虐待は慢性化することが多い。
- 一方で児童虐待が起こる家庭はそれぞれに心理的,社会的,経済的な面などで大きな問題を抱えており,様々な側面からの長期的な支援が必要な家庭である。児童虐待を疑い通告などの行動をとることは,子ども,保護者,家族を,病院,児童相談所,地域の関係機関が連携して支援していくスタートまたはアクセルボタンを押す役割を果たすことになる。
- 早期に発見し,深刻化する前に対応することが重要である。

## 2. 被虐待事例の初期対応

### 1) 病院としての対応

> *Point* 組織として対応することが重要である。

- 救急搬送された身体的虐待事例に対しては,児童相談所だけでなく地域の福祉機関,警察など院外の複数の機関と同時に連携して迅速に対応しなければならないことが多い。一般に児童虐待事例の対応においては,

院内外の連携が重要である。
- 児童虐待の疑いの有無，通告の必要性の判断とその後の対応は，主治医，担当医や担当者にとって大きな心理的，物理的負担を伴う。
- 児童虐待の疑いの発見者の個人としての負担の軽減と，連携と緊急時も含めた対応をしやすくするために，院内に児童虐待全般を扱う虐待対応チームを設置し，虐待対応マニュアルを作り，組織（すなわち病院）として対応することが重要である。
- 診察した医師が児童虐待の疑いと判断し医師自らあるいは医師の指示で通告することが多いが，それはすなわち病院としての判断と通告であることを保証しておかなければならない。
- 治療者と保護者や院外機関への対応者を分けるべきである。保護者への対応は複数で行う。
- 院内外の連携を進めるに当たっては，関係者，関係機関が多く，対応や情報がしばしば錯綜する。情報を集約して共有し，連携を迅速かつ円滑に進めるための窓口，要として，できれば専任のソーシャルワーカー（精神保健福祉士，社会福祉士）を配置することが望ましい。
- 虐待対応チームは会議を定期的に開催するだけでなく，いつでも緊急開催できるようにしておく必要がある。通告するかどうか迷う場合や病院としての対応をあらかじめ決定しなければならない場合，重症例で社会的な影響が考えられる場合などに，病院としての方針を早急に決定する必要があるからである。

### 2）初期対応の実際

救急診療部門（外来，病棟）があり，少なくとも精神科外来がある総合病院を想定して被虐待事例の初期対応について述べる。

## A 児童虐待の有無の判断

> ***Point*** 児童虐待のケースには特徴がある。

- 児童虐待の疑いを判断する際には、子どもの身体的・心理的状態、親の説明や態度、生活環境などから総合的に結論を出すことになるが、親の「躾でやった」などの動機や悪意の有無などの意図に関係なく、あくまでも子どもの側に立って判断することが重要である。
- 子どもや保護者の状態や様子などには児童虐待の疑いを窺わせるいろいろな特徴がある[2-4]。それらを知っておき、意識しておくと見逃しを防ぐことに役立つ。
- 通告に迷う場合や情報の共有のために、医師だけでなく看護師など病院で子ども、保護者と接する誰でもが記入できる虐待チェックシートを利用するのもよい[4]。

## B 通告

> ***Point*** 法的な義務である。

- 児童虐待の疑いがあると判断したら、児童虐待防止法に基づいて福祉事務所あるいは児童相談所に通告しなければならない。これは守秘義務に優先する。
- 通告に際して虐待の事実を確認する必要はない。それは児童相談所の役割である。虐待の疑いがあると判断したら通告する。通告は子どもの同意を得ずに行うことが可能である。また、原則として通告前の親への同意や通告の告知は必要ない。子どもや親への告知については、通告後児童相談所と協議することになる。
- 誤通告の扱いについては、虐待の事実がないことを知りながらあえて通告した場合やそれに準ずる場合を除いては通告者が法的責任を問われることはないと解釈されている。

## 児童虐待対応フロー

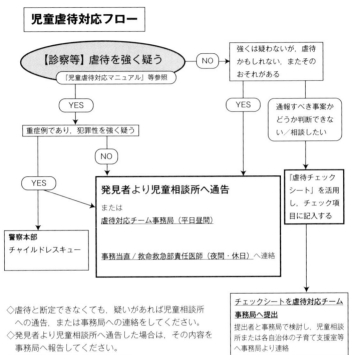

◇虐待と断定できなくても，疑いがあれば児童相談所への通告，または事務局への連絡をしてください。
◇発見者より児童相談所へ通告した場合は，その内容を事務局へ報告してください。
◇通報後は病院として対応します。
◇連絡を迷うような，どちらとも言えないような例にはチェックシートを活用してください。
◇別に主治医がいる場合は，必ず連絡してください。

- 筆者の勤務する病院で使用している児童虐待の疑いの発見から通告までの道筋を示した児童虐待対応フローシート（一部改変）を参考までに挙げておく。

C 実際の事例

> *Point* いくつかのよくあるパターンがある。

- 身体的虐待の疑いやネグレクトの疑いなどの結果，外傷や身体症状が生じている場合
  救急科，神経内科，脳外科，整形外科などに救急搬送されることが多い。揺さぶられっ子症候群，脳挫傷，多発骨折，著しい栄養不良など重篤な事例が含まれる。この場合，児童虐待を強く疑えばまず入院させて子どもを保護し，身体的に改善しても家庭に帰せば早晩再発する可能性が高いため，児童相談所か福祉事務所に通告〔一般的には児童相談所に通告する。児童虐待ホットラインで24時間対応している児童相談所も多い。**児童相談所全国共通ダイヤル 0570-064-000（24時間受付）でもよい**〕する。身体的に重症で犯罪性が疑われる場合は警察への通報も行う。
  ただし，精神科への紹介時既に通告，警察への通報がされていることが多い。
  具体的には，身体的な治療をしながら，通告する。家族への告知，子どものその後の処遇については児童相談所と協議して行うが，子どもを保護者から分離し保護する必要があることが多い。
  なお，身体的に軽症でかつ児童虐待の疑いが薄い場合は，入院させずに外来で経過を観察するが，乳幼児の著しい体重増加不良，無気力など気になる場合は小児科と連携の上子どもと保護者の同意を得て入院させて状況を確認することが望ましい。
- 性的虐待の場合
  通告し，子どもを加害者と完全に分離する。家庭で分離できない場合は児童相談所に保護を求める。
- 虐待の結果として子どもの心理的な問題が大きい場合
  通告し，保護者からの分離の必要がある場合は児童相談所に保護を求める。精神科として治療が必要な場合には精神症状の程度に応じて外来，入院治療に導入する。処遇についての子どもと保護者の同意があることが望ましいため，子どもと保護者に必要な範囲で通告

することをあらかじめ告知しておいた方がよい。
- 明らかな虐待とまではいえない程度の，家庭で保護者の不適切な対応など養育上の問題があり，それが症状出現の要因となっていると考えられる場合

最近児童精神科外来で増えている印象がある。また身体症状として出現することもあり，小児科受診患者の中にも見られる。養育上の問題の改善が治療として必要であるが，外来治療でうまくいかない場合は，一旦家庭から切り離して入院治療に導入するべきである。その上で子ども，保護者，家族に対して精神科的治療，環境調整をする。漫然と身体症状の治療だけを続けるべきではない。通常通告は不要であるが，子ども，保護者に告知した上で市区町村の児童福祉担当部署（家庭児童相談室，子育て支援室）や保健所，保健センター，保健福祉センターに連絡し，地域，学校との連携を継続的に行い，必要に応じて児童相談所とも連携する。

既に要保護児童対策地域協議会の支援対象者になっていることが多く，この場合は積極的にケース会議を開いて情報の交換・共有と処遇の検討を図るべきである。

* 要保護児童対策地域協議会（いわゆる要対協）：平成16年の児童福祉法の一部改正により，要保護児童，要支援児童，その家族，特定妊婦への適切な支援を図るため，関係者間で情報の交換と支援の協議をする機関として設置することが努力義務とされた。現在ほとんどの市区町村に設置されている。窓口，調整機関は自治体によって異なるが，市区町村の児童福祉担当部署が多い。
* 要保護児童：児童福祉法第六条の三第8項で定められており，「保護者のいない児童又は保護者に監護させることが不適当であると認められる児童」のことをいう。
* 要支援児童：同第5項で定められており，「保護者の

養育を支援することが特に必要と認められる児童」のことをいう。
  *特定妊婦：同じく同第5項で定められており，「出産後の養育について出産前において支援を行うことが特に必要と認められる妊婦」のことをいう。
- 代理ミュンヒハウゼン症候群の場合
児童虐待の特殊な形態であり，通常母親が加害者である。母親への精神科的治療が必要であるが母親の深いパーソナリティ障害水準の病理や強い否認などのため，治療は極めて困難である。通告し，児童相談所による子どもの保護が必要である。
  *代理ミュンヒハウゼン症候群：保護者（通常母親）が自分の子ども（通常は乳幼児）に対して虚偽の身体症状を作り出し，その診断，治療のため小児科などへの入院治療などを求めるもの。保護者はかいがいしく子どもの面倒をみる人物として周囲に映り，そのことによって保護者は自らの精神的安定を図っている。
- その他
虐待予防の観点から特定妊婦とその生まれてくる子どもへの支援体制を，また臓器移植に関して18歳未満の「脳死」と判定されたドナーの虐待の有無を確認する体制を，病院として整え，活用する必要がある。
- 精神科的関わり
上記のすべてが小児科や他の身体科との連携の上で精神科的関わり，治療の対象となる。積極的にそれらが行われるべきである。


## 参考文献

1) 児童虐待の防止等に関する法律（平成十二年法律第八十二号）
2) 子ども虐待診療の手引き（第2版）：日本小児科学会子ども虐待問題プロジェクト（2006.4）日本小児科学会こどもの生活環

境改善委員会（2014.3）．2014 年 3 月．日本小児科学会ホームページより

http//www.jpeds.or.jp/uploads/files/abuse_all.pdf

3）大阪府健康医療部保険医療室健康づくり課：医療機関（医科・歯科）における子ども虐待予防早期発見初期対応の視点―妊娠期から乳幼児期の連携を中心に―．2012 年 3 月．

http//www.pref.osaka.lg.jp/kenkozukuri/boshi/gyakutaiyobou.html

4）大阪府健康医療部保健医療室健康づくり課：同別冊シート．2012 年 3 月．

http//www.pref.osaka.lg.jp/kenkozukuri/boshi/gyakutaiyobou.html

（豊永公司）

### 第20章
～子どもに特有の反応と対応を理解しよう～
# 災害後の子どものこころのケア

## はじめに

災害後に総合病院の精神科医が子どもと出会う場として、①急性期か中長期か、②被災地外からの支援か被災地内からの支援か、③診察室内か診察室外（アウトリーチ）か、の8通りの可能性が考えられるだろう（図20-1）。児童・青年期精神科を専門としていなくても被災後の子どものこころのケアを求められる可能性が最も高いのは、大規模災害発災急性期における被災地外からのアウトリーチ支援と思われる。本稿では、このようなケースを想定して、災害後の学齢期〜思春期・前青年期までの子どものこころのケアについて概説する。

## 1. 災害が子どもに与える影響（特に急性期）

> ***Point*** 被災した子どもにまず求められるのは、「安心感」と「安全感」である。

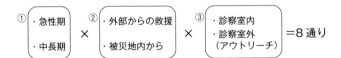

■図20-1　総合病院の精神科医が災害後に子どもと出会う場

- いかなる災害においても，巻き込まれた子どもに対しては，様々なレベルでの心理社会的サポートが求められ，災害で家族を喪ったり，大きなトラウマを受けることによって，心理学や精神医学の専門家による個別のカウンセリングや専門的治療を必要とする人もいる。
- 災害急性期に必要とされるのは，継続的支援が必要な重篤な病理ケースへの専門治療の知識よりも，むしろ災害後に予想される，正常範囲の反応も含む子どもの

---

*Column*

**子どもの災害（トラウマ）にまつわる神話**[4]

　子どもが災害（もしくはトラウマ）に見舞われたとき，以下のような誤った考えがつい最近までなされてきた。それは大人も受け入れがたい災害というトラウマへの否認と，せめて子どもだけは傷つかないでいて欲しいという願望を子どもに投影してきたものであった。

　災害は発達過程を阻害する可能性があり，災害後直近には影響がないように見えても，人格変化や成人後の精神病理の元となりうるのである。

◇子どもは幼いので周囲で何が起こっているかわからず，影響は受けない。
◇小さな子どもはトラウマを覚えていない。
◇子どもは自然の回復力と若さゆえの柔軟性を持ち，衝撃を吸収し適応し，悪い結果を残さない。
◇もし短期に反応が見られなければ，トラウマがストレスや不適応の原因にならなかったのであり，長期にわたっても問題となるような痕跡を子どもに与えない。
◇子どもがトラウマの現場にいなければ影響は受けない。

Wraith, R 1995[4]

こころの動揺や行動の変化についての基礎的な知識とケアの原則である。
- 以下のサイトで，子どものこころのケアに関する情報を得ることができる。
  国立精神・神経医療研究センター　災害時こころの情報支援センター（http://saigai-kokoro.ncnp.go.jp/）
  国立障害者リハビリテーションセンター・発達障害情報センター（http://www.rehab.go.jp/ddis/）
  日本児童青年精神医学会（http://child-adolesc.jp/）
  日本自閉症協会（http://www.autism.or.jp/）
  日本小児科学会（http://www.jpeds.or.jp/）
- 災害は，どれ一つとっても同じものはないが，災害の種類や大きさによって共通する点もあり，救援や支援に際して，いつ何が必要かあらかじめ知っておくことは，効率的な災害救援・支援にとって重要である。そのことを可能にするのが，災害医学・災害精神医学である。
- こころのケアを行う場合，被災地の状況などの情報も含め，しっかりと情報収集してから行うことが求められる。特に急性期は刻一刻と情勢が変化し，ニーズも刻々と変わっていくため，被災地に入ってからの情報収集や伝達は非常に重要である。また，被災地内では自覚せぬうちに興奮状態が続くことが多く，記憶が定着しにくく，見当識や時系列が混乱しやすいため，活動を時系列に沿ってメモしておくことが非常に役立つ。
- 被災した子どもにとって，最優先されるべきは「安心感」と「安全感」の確保である。子どもにとっての「安心」とは，自分が一人ではなく，周囲の人たちに守られ大切にされていると実感できること，「安全」とは，現実社会の中で身体の危険を感じないような場所や状態を手に入れることである[3]。

## 1）子どもの反応の特徴

- 大人に比べて危機に対する対処能力が十分育っていない分，子どもが災害によって受けるダメージはより大きい可能性がある。さらに，子どもは体験を言葉で表現する能力が十分獲得できておらず，感情も未分化であることから，その問題を把握しにくいこともしばしばある。特に，乳幼児，知的能力障害，発達障害といった問題を抱える子どもは，災害の影響を受けやすく，かつ周囲の大人たちもその問題を見落としやすい。
- 子どもに現れやすい反応を表 20-1 に示した。これらの反応は，低年齢ほど「行動の反応」や「からだの反応」に現れやすく，成人に近づくほど成人のストレスもしくはトラウマ反応に近づく。

### A 子どもの年齢による特徴

> ***Point*** 災害後に子どもに見られる心理学的反応への対応には発達的観点が必要である。子どものこころは柔軟ではあるが，見た目には反応がなくても災害（トラウマ）を被れば長期にわたって何らかの影響を受ける可能性がある。

- 災害を体験したときの年齢によって，災害の影響は異なりうる。
- 幼い子どもほど，不安や恐怖が強まったときに，愛着メカニズムが作動しやすい。つまり幼いほど，退行（赤ちゃんがえり）しやすく，親や養育者への接近やしがみつきが強まるが，これは危機的状況に対する幼い子どもの重要な対処方法であるにもかかわらず，親や養育者によって見過ごされやすいものでもある[1]。
- 災害によるトラウマを受けたにもかかわらず，適切な対応が見過ごされたり，わかっていてもできる状態になかったりする結果，長期的に子どもが放置された状

■表20-1 子どもに現れやすい反応

**行動の反応**
- 赤ちゃんがえり（お漏らし・指しゃぶり・これまで話せたことばが話せないなど）
- 甘えが強くなる
- わがままを言う。ぐずぐず言う
- 今までできていたこともできなくなる（食べさせてほしがる。トイレへ一人で行けない）
- 親が見えないと泣きわめく
- そわそわして落ち着きがなくなる
- 反抗的だったり，乱暴になる
- 話をしなくなる．話しかけられることを嫌がる
- 遊びや勉強に集中できなくなる

**からだの反応**
- 食欲がなくなる，あるいは食べ過ぎる
- 寝つきが悪くなる，何度も目を覚ます
- いやな夢を見る。夜泣きをする
- 暗くして寝ることを嫌がる
- 何度もトイレに行く，おねしょをする
- 吐き気や腹痛，下痢，めまい，頭痛，息苦しさなどの症状を訴える
- 喘息やアトピーなどのアレルギー症状が強まる

**こころの反応**
- イライラする。機嫌が悪い
- 急に素直になる
- 一人になること，見知らぬ場所，暗い所や狭い所をこわがる
- 少しの刺激（小さい物音，呼びかけなど）にもびっくりする
- 突然興奮したり，パニック状態になる
- 現実にないことを言い出す
- 落ち込む。表情が乏しくなる

日本児童青年精神医学会作成の付録2から引用。
http://www.ncnp.go.jp/pdf/mental_info_childs_02.pdf

態が続くと，子どものトラウマが複雑化しやすい。
- 年齢とともに，身体に表現されていた症状が精神症状主体に移行していき，年齢が幼いほど，生理的レベル

でも病理的レベルでも意識狭窄や解離をきたしやすい。

B 子どもの言語能力
- 言葉を獲得することによって,子どもは体験を言葉にして,自分でコントロールできることを学ぶ。したがって,言語能力を獲得できている年齢とできていない年齢とでは,体験した災害が子どもに与える影響は異なってくる[1]。
- 獲得できていない乳幼児では,トラウマ体験(災害)の処理が十分できず,恐怖などに圧倒されやすく,長期にわたって混乱をもたらしうる。さらに,内外からの刺激に対し,防御力が弱く脆弱となりやすい[1]。
- これらは,知的能力障害や発達障害などの言語能力の獲得が遅れたり,偏ったりして十分でない場合にもあてはまる。
- また,言葉の概念化が十分に達してない年齢の場合,大人とは異なった反応や影響を見ることがある。例えば,「犬」という概念がまだまとまっていない年代にポメラニアン(小型犬)に噛まれた幼児が,のちに小型犬を恐れても,ドーベルマン(大型犬)を怖がらないといったことが起こりうる。

2) 災害後の子どもの心理的反応の重症度に影響する因子

*Point* 災害後に子どもに見られる心理学的反応に影響する因子を理解して今後の見通しをたて,効率的な支援計画のもと支援を継続することが重要である。

- 災害時の子どもの心理的反応の重症度に影響する因子には以下のものがあり,これらについて知っておくことは,災害後のこころのケアのあり方を考える際に重

要である。
①災害そのものの程度など発生状況：最も大きい因子であり，自身や家族が災害から受けた被害が大きいほど，成人同様子どもでも心的外傷後ストレス障害（PTSD），抑うつ，全般性不安の程度がひどい。また，災害から受けた被害が少なく，社会的・物質的な援助が多く，学校や医療・保健施設とのアクセスがよいほど，災害からの影響が少ない。
②性別：女児の方が男児よりも災害に伴う精神状態が悪化しやすい。
③年齢：学齢期でよく認められる反応としては，恐怖，睡眠障害，分離不安，遊びによる災害の再現，退行，罪悪感などである。思春期・前青年期でよく認められる反応としては，集中困難，社会的ひきこもり，アルコールや薬物の使用など危険な行動の増加，自我同一性の形成の混乱などがある。
④障害を有すること：発達障害や精神障害を有する子どもは，同じ発達水準の子どもと比べて適応能力に問題があるため，本人だけでなく家族に対してもより多くの支援を要する。障害を持つ子どもの場合，警告メッセージを理解しにくく，災害時には移動手段も限られ，避難所へのアクセスも難しくなる。
⑤過去のトラウマの既往：家庭内暴力，虐待といったトラウマの既往が過去にあるとPTSD症状の発生率を高め，複数のトラウマの既往がある場合，PTSD症状が強まる。
⑥社会経済的状況：親や家族など環境要因の影響が大きく，自分を世話する人の反応に大きく影響され，学校や友人から受ける影響も大きい。学校や交友関係の回復が早ければ，心理的反応からの回復も早い。親が精神的に不安定である場合には，子どもにも悪影響が及ぶため，親に対する支援が必要となる。保護者のいない子どものこころのケアも重要である。

災害による心理的反応からの回復過程に関係する因子としては，自己効力感・積極的対処・問題解決能力・自己調整能力・支持的な社会システムがあげられる。
- 災害後の実際の支援活動としては，支援を要するケースをみつけ，専門家につなぐことがあるが，支援が必要であるにもかかわらず支援を求めない場合もあり，救援にかけつけたものの実際に支援をするケースは多くないこともある。
- 災害時の子どもの反応などに関して，コミュニティに対する公教育のプログラムを促進することも重要である。
- 支援者自身の中にも被災者がおり，仕事量の増加などかなりの負担を強いられている可能性が高く，彼らに対するサポートも重要である。地元の支援者自身が消耗してしまわないような，効率的な支援計画のもとで支援を継続することが期待される。

## 2. 急性期の子どもへの対応

- 被災から1か月内外に適切な対応をすれば，PTSD発症をある程度抑制できることが知られている。その対応をひとことで言うなら，「安心感」と「安全感」の再確立である[3]。
- 大人が復旧・復興に向けて一心不乱に格闘しているとき，子どもたちは存外"よい子"でいる。
- 復旧・復興に希望の光が見えてきたとき，子どもたちは安心して内面の混乱を言動に表現し始めるのかもしれない。したがって，急性期には，親，養育者，教師は自分たち大人の世界のことに必死で，子どもたちが抱えている問題に気づきにくい状況にあるといってよい。
- 以下に，親，養育者，教師，その他の大人たちが，急

性期の子どもたちに対するときの対応法をあげる。
* 親など大人たちの話をまず受け身にひたすら支持的に"聴く"。それによって親たち大人の安全・安心が感じられるようになるだけで，子どもたちの安心が得られ安定することがある。
* 家族と一緒にいられる時間をできるだけ作る。
* 生活リズムをできるだけ崩さない。
* 普段なら叱られるべき問題行動もすぐ叱るのでなく，受け止めその意味の理解に努める。
* スキンシップ。
* 子どもにとって重要な関係にある大人が，話をゆっくり聴く。
* 大人の世界を早くに見せすぎない。
* 状況についての説明は誠実に。子どもがその説明をどう捉えたかも知ることも重要。

## 3. おわりに

> *Point* 被災地の多職種と連携しながら，子どものこころのケアを実施していくことが重要である。

　近年，子どもに対する災害時の心理社会的サポートは，ますます必須のものとされている。子どもは，災害において最も脆弱な存在であり，障害者や高齢者などとともに，災害時要援護者（災害弱者）として災害時に特別な配慮が必要である。

　災害後のこころのケアについては，精神保健の専門家だけでなく，非専門家を含めた重層的なアプローチが必要とされる。子どもの多くは学校の先生や保育所の保育士，保健師や看護師，プライマリケア医からの一般的な支援システムや基本的な支援アプローチに良好な反応を示すが，一部の子どもでは心理士や精神科医によるカウンセリングや専門的治療が必要とされる。このため，地域医療連携を始

めチーム医療に慣れた総合病院の精神科医に期待される役割は大きい。

### 参考文献

1) 本間博彰：災害と子どものメンタルヘルス対策の概略．東日本大震災における子どもの心のケアに関する報告書，p.1-9. 宮城県子ども総合センター，2016.
2) 髙橋秀俊，鈴木友理子：子どもと災害．児童心理学の進歩，52：157-174, 2013.
3) 田中 究：第一章 被災直後，子どもたちに何が必要か．清水將之，柳田邦男，井出 浩，田中 究：災害と子どものこころ，p.13-42. 集英社新書，東京，2012.
4) Wraith R：Children and personal disaster: risk and preventive intervention. Raphael B, Burrows GD (eds): Handbook of studies on preventive psychiatry, p.323-341. Elsevier Science B.V., Netherlands, 1995.

(廣常秀人，髙橋秀俊，高橋雄一)

# 索 引

## A to Z

ADHD ……………………………………… 73, 95, 130, 146
At Risk Mental State（ARMS）……………………… 119
attention-deficit/hyperactivity disorder （→ ADHD）
DBD マーチ ………………………………………… 130
First Episode Psychosis（FEP）……………………… 121
LD …………………………………………………… 131
Post-traumatic growth……………………………… 115
PTSD ………………………………………………… 177
Tourett 症候群 ……………………………………… 97

## あ

アウトリーチ ……………………………………… 171
アトモキセチン …………………………… 95, 97, 131
アンケート ………………………………………… 126
一時保護所 ………………………………………… 56
医療保護入院 ……………………………………… 28
院内学級 ……………………………… 27, 31, 66, 109
エンパワメント ………………………………… 17, 77

## か

ガイダンス ……………………… 13, 22, 102, 140, 141, 142
解離症（解離性障害）………………… 25, 118, 120, 143, 176
学生相談室 ………………………………………… 64
家族支援 …………………………………………… 42
家族システム …………………………………… 20, 41
家族面接 ………………………………… 11, 20, 31, 42, 102
家族療法 …………… **16**, 17, 41, 42, 139, 140, 142, 144, 160
家庭児童相談室（家児相）…………………… 29, 54, 168

| 家庭内暴力 | 26 |
| がん患者 | 5, 109 |
| 環境調整 | 8, 18, 29, 43, 106, 120, 139, 142, 149, 150, 159, 168 |
| 緩和ケア | 114 |
| 気分障害 | 113, 142 |
| 虐待 (→児童虐待) | |
| キャリーオーバー | 5, 101 |
| 休学制度 | 65 |
| 教師 | 59 |
| 強迫症（強迫性障害） | 25, 26, 41, 97, 141, 142, 143, 153 |
| グループプロセス | 74 |
| ケース会議 | 60 |
| 血液測定 | 88 |
| 限局性学習症 | 131 |
| 抗うつ薬 | 89, 93, 94, 97, 129, 141 |
| 甲状腺ホルモン | 88 |
| 抗精神病薬 | 89, 97, 103, 119, 121, 129, 131, 141 |
| 向精神薬 | 92, 95 |
| 高等学校 | 63 |
| 行動評価手法 | 126 |
| 行動療法 | 23, 30, 41, 140, 141, 142, 149, 160 |
| 抗不安薬 | 98, 143 |
| 個室処遇 | 30 |
| 個人情報 | 60 |
| 骨密度 | 89 |
| 子どもの定義 | 6 |
| コンサルテーション−リエゾン | 109 |

さ

| 災害 | 171 |
| 災害急性期 | 172 |
| サポートグループ | 73 |
| 三環系抗うつ薬 | 89, 93, 94, 97 |
| 産後母子ケアモデル事業 | 107 |
| 自助グループ（セルフヘルプグループ） | 42, **73**, 149, 150 |
| 質問紙 | 11 |
| 児童虐待 | 4, 6, 14, 16, 25, 55, 56, 61, 76, 86, 104, 130, 143, 147, **162**, 177 |

| 児童虐待の防止等に関する法律 | 162 |
| --- | --- |
| 児童相談所（児相） | 5, 13, 29, 31, 43, **56**, 167 |
| 自閉スペクトラム症 | 3, 25, 26, 30, 122, **128**, 146 |
| 集団精神療法（グループサイコセラピー） | 29, 30, 73 |
| 授乳 | 105 |
| 障害基礎年金 | 14, 71 |
| 障害児通所支援 | 55 |
| 障害児福祉手当 | 71 |
| 小学校 | 62 |
| 小児科 | 5, 87, 91, 100, 136 |
| 小児がん | 114 |
| 小児薬用量の換算表 | 93 |
| 小児薬用量の算定のための年齢別・体重別・体表面積別の換算式 | 92 |
| 少年サポートセンター | 57 |
| 初回エピソード精神病 | 121 |
| 自立支援医療制度 | 70 |
| 神経性やせ症（神経性無食欲症） | 25, 26, 27, 30, 152 |
| 神経内分泌系検査 | 88 |
| 神経発達症 | 40, 123 |
| 心身症 | 3, **134**, 146 |
| 心臓毒性 | 94 |
| 身体的診察・検査 | 86 |
| 診断の重複 | 125 |
| 心的外傷 | 115, 177 |
| 心的外傷後ストレス障害（PTSD） | 115, 177 |
| 心的外傷およびストレス因関連障害 | 143 |
| 心的外傷後成長 | 115 |
| 心電図 | 89 |
| 心理教育 | 22, 120, 140, 141, 159 |
| 診察場所 | 102 |
| 睡眠日誌 | 11 |
| 睡眠薬 | 98 |
| スクールカウンセラー | 13, 43, 59, 62, 66 |
| スモールステップ | 23, 113 |
| 生化学的検査 | 88 |
| 成人がん患者の子ども | 115 |
| 精神障害者保健福祉手帳 | 69 |
| 精神病性障害 | 30, 117 |
| 精神病発症危険状態 | 119 |
| 成績表 | 11, 148 |

| | |
|---|---|
| 性的虐待 | 86, 167 |
| 摂食障害 | 4, 25, 76, 140, **152** |
| 前駆症状 | 119 |
| 早期介入 | 117 |
| 双極性障害 | 25, 26, 118, 119 |
| 素行症 | 25, 26, 57, 97, 130 |

## た

| | |
|---|---|
| 大学 | 64 |
| 大学院 | 65 |
| 代理ミュンヒハウゼン症候群 | 169 |
| 他院への紹介 | 28 |
| 多軸評価のシステム | 146 |
| 脱感作的行動療法 | 149 |
| チーム医療 | 4, 29, 180 |
| 注意欠如・多動症 | 3, 25, 95, **130**, 146 |
| 中学校 | 63 |
| 中枢神経刺激薬 | 94 |
| 通級指導教室 | 62 |
| 適応指導教室 | 65 |
| テストバッテリー | 37 |
| 登校刺激 | 11, 148 |
| 統合失調症 | 25, 26, **117**, 142, 144, 150 |
| 頭部画像検査 | 89 |
| 特定妊婦 | 104, 168, 169 |
| 特別支援教育コーディネーター | 43, 62, 63 |
| 特別児童扶養手当 | 56, 71 |
| トラウマ | 2, 172, 177 |

## な

| | |
|---|---|
| 日本移植学会倫理指針 | 96, 98 |
| 日本発達障害ネットワーク | 133 |
| 入院患者 | 109 |
| 乳児家庭全戸訪問事業 | 107 |
| 尿検査 | 89 |
| 任意入院 | 28 |
| 認知機能検査 | 126 |
| 認知行動療法 | 41, 120, 139, 160 |

| | |
|---|---|
| 脳波 | 89 |

## は

| | |
|---|---|
| 箱庭療法 | 3, 41, 139, 144 |
| 発達障害 | 3, 7, 12, 14, 19, 42, 55, 61, 64, 69, 76, 101, 114, 118, 120, **123**, 135, 137, 141, 142, 146, 153, 156, 174, 177 |
| 発達障害者支援センター | 13, 14, 57, 132 |
| 発達障害者支援法 | 123 |
| 反応性愛着障害 | 25, 27, 129, 143 |
| 東日本大震災 | 2 |
| ひきこもり | 26, 117, 150 |
| 被虐待事例 | 25, 27, 162 |
| 病棟見学 | 28 |
| 福祉事務所 | 54, 69, 165, 167 |
| 不登校 | 3, 25, 27, 65, 117, 142, 143, **145** |
| 部分的登校 | 149 |
| プラセボ効果 | 92 |
| フリースクール | 65, 121 |
| プレイセラピー（→遊戯療法） | |
| 併存症 | 125 |
| 保育園 | 61 |
| 暴力 | 150 |
| 母子手帳 | 11 |

## ま

| | |
|---|---|
| メチルフェニデート | 97, 131 |
| 問診 | 87 |

## や

| | |
|---|---|
| 薬物血中濃度 | 89 |
| 薬物スクリーニング | 89 |
| 薬物動態 | 93 |
| 薬物療法 | 13, 61, **91**, 121, 129, 131, 139, 160 |
| 遊戯療法 | 3, 13, 39, 139, 142, 144 |
| 養育困難 | 107 |
| 養護教諭 | 43, 62, 66, 149, 158, 160 |

要支援児童 …………………………………………… 168
幼稚園 …………………………………………………… 61
要保護児童 ……………………………………………… 168
要保護児童対策地域協議会（要対協）…………… 57, 168
抑うつ … 25, 88, 114, 119, 121, 122, 139, 143, 153, 160, 177

## ら

来院理由 ………………………………………………… 8
力動的精神療法 ………………………………………… 40
療育手帳 …………………………………… 14, 56, 68, 69
臨床心理士 ………………………………… 3, 29, 37, 42, 44

子どものこころの診療ハンドブック
日本総合病院精神医学会治療指針 7

2016 年 11 月 25 日　初版第 1 刷発行

| | |
|---|---|
| 編　集 | 日本総合病院精神医学会<br>児童・青年期委員会 |
| 発行者 | 石澤雄司 |
| 発行所 | 株式会社 星和書店<br>東京都杉並区上高井戸 1-2-5　〒168-0074<br>電話　03(3329)0031(営業)／03(3329)0033(編集)<br>FAX　03(5374)7186(営業)／03(5374)7185(編集)<br>http://www.seiwa-pb.co.jp |

©2016　星和書店　　Printed in Japan　　ISBN978-4-7911-0945-6

・本書に掲載する著作物の複製権・翻訳権・上映権・譲渡権・公衆送信権(送信可能化権を含む)は㈱星和書店が保有します。
・JCOPY 〈(社)出版者著作権管理機構 委託出版物〉
本書の無断複写は著作権法上での例外を除き禁じられています。複写される場合は,そのつど事前に(社)出版者著作権管理機構(電話 03-3513-6969,
FAX 03-3513-6979,e-mail:info@jcopy.or.jp)の許諾を得てください。

## せん妄の臨床指針
〔せん妄の治療指針 第 2 版〕

日本総合病院精神医学会治療指針 1

日本総合病院精神医学会せん妄指針改訂班(統括：八田耕太郎) 編
四六判変型(縦 18.8 cm × 横 11.2 cm)　148p　1,800円

せん妄治療に欠かせない指針となったベストセラー『せん妄の治療指針』を 10 年ぶりに大幅に改訂。蓄積されたエビデンスと現場感覚とが見事に融合されたガイドラインは、世界的にも類をみない。

## 静脈血栓塞栓症予防指針

日本総合病院精神医学会治療指針 2

日本総合病院精神医学会教育・研究委員会 (主担当：中村満) 編
四六判変形(縦 18.8 cm × 横 11.2 cm)　96p　1,800円

肺血栓塞栓症・深部静脈血栓症の予防・早期発見・早期治療をまとめたガイドライン。症状の概要、各リスクレベルに関して具体的に解説し、各医療機関の臨床現場で活用しやすい充実の内容。

## 身体拘束・隔離の指針

日本総合病院精神医学会治療指針 3

日本総合病院精神医学会教育・研究委員会 (主担当：八田耕太郎) 編
四六判変形(縦 18.8 cm × 横 11.2 cm)　112p　2,200円

身体拘束・隔離の手順や手続き、判断の仕方、用具の使用法などをわかりやすく解説した本邦初の公式指針。精神科病床のみならず一般病床の内容も盛り込み現場で真に役立つ書。

**発行：星和書店**　http://www.seiwa-pb.co.jp
価格は本体(税別)です

## 急性薬物中毒の指針
日本総合病院精神医学会治療指針4

日本総合病院精神医学会治療戦略検討委員会（主担当：上條吉人）編
四六判変型（縦 18.8 cm × 横 11.2 cm）　132p　2,400円

急性薬物中毒の治療は、EBM に基づいて大きく見直されている。精神科では、有効でない治療が行われていることが多い。本書は、身体科救急施設で行われているような最新の治療法を紹介する。

## 向精神薬・身体疾患治療薬の相互作用に関する指針
日本総合病院精神医学会治療指針5

日本総合病院精神医学会治療戦略検討委員会　編
四六判変形（縦 18.8 cm × 横 11.2 cm）　296p　3,500円

身体合併症をもつ精神疾患の治療には、薬物相互作用の理解が不可欠である。本書では、日常臨床に役立つよう、各種身体疾患の治療薬と向精神薬の相互作用について一覧表を用いて詳しく解説する。

## 生体臓器移植ドナーの意思確認に関する指針
日本総合病院精神医学会治療指針6

日本総合病院精神医学会治療戦略検討委員会・
臓器移植関連委員会（主担当：西村勝治）企・編
四六判変型（縦 18.8 cm × 横 11.2 cm）　112p　2,200円

わが国の生体臓器移植件数は近年増加傾向にあり、医療倫理の立場から精神科医に求められる役割は大きい。本書は生体臓器移植に精神科医が関与する妥当性・信頼性を支えるための指針である。

**発行：星和書店**　http://www.seiwa-pb.co.jp
価格は本体（税別）です

# ECT ハンドブック

C.H.Kellner 他 著

澤温 監訳　扇谷他 訳

四六判変形（縦 18.8 cm × 横 12 cm）　120p　2,400円

今後の普及が見込まれる無けいれん性の ECT について、その基礎や原理、治療テクニック、適応となる患者の選択からアフターケアまで、必要にして十分な内容を記述した実践的手引書である。

# 過感受性精神病

治療抵抗性統合失調症の治療・予防法の追求

伊豫雅臣、中込和幸 監修

A5判　92p　1,800円

統合失調症の多くを占めるドパミン過感受性精神病の機序、予防法、治療法を提唱する。何故ドパミン D2 受容体が増加すると再発しやすくなるのか、そして治療抵抗性になるのかを解明する。

# 精神科における
# 予診・初診・初期治療

笠原嘉 著

四六判　180p　2,000円

名著『予診・初診・初期治療』（精神科選書）が、大幅に加筆訂正されついに復刊。外来診察を行う上での心構えやコツが具体的に平易な言葉で述べられている。精神科臨床の作法を学ぶのに最適。

発行：星和書店　http://www.seiwa-pb.co.jp

価格は本体(税別)です

# 精神科臨床を始める人のために
- 精神科臨床診断の方法 -

中安信夫 著
四六判　80p　1,900円

精神科臨床に長年携わってきた著者が、若手医師、研修医、医学生に向けて、精神科臨床における診立ての方法、プロセスを詳細に解説。初診での基礎情報の集め方、状態像の特定法や記載例など豊富な内容が満載。

# 改訂新版　精神科の専門家をめざす

福田正人 編著
四六判　328p　2,800円

本書は、精神科臨床における、患者のアセスメント、心理教育、診療に役立つカルテ記載などについて、教科書には記載の少ない、現場で本当に役立つ知恵・コツ・技を紹介。初版のほぼ倍の頁になった改訂新版。

# 子どもの精神科臨床

齊藤万比古 著
A5判　400p　4,500円

児童思春期精神医学の第一人者が、初めて子どもの精神科臨床について総括的に論じた渾身の一冊。子どもの育ちについての理解と、それらの臨床への応用の成果がまとめられた臨床家待望の書。

**発行：星和書店**　http://www.seiwa-pb.co.jp
価格は本体(税別)です

## モデルで考える精神疾患

ピーター・タイラー、デレック・スタインバーグ 著
堀弘明 訳
四六判 392p 2,800円

精神疾患の主要4モデル（疾患・精神力動・認知行動・社会モデル）の長所と限界を平易な言葉で概観して，精神疾患を理解し臨床実践に生かすためのモデルの統合を提案する。

## 日常診療における精神療法：10分間で何ができるか

中村敬 編
A5判 256p 2,200円

一般的な精神科の外来において、患者1人当たりの診療時間は平均で10分程度。本書では、主だった精神疾患ごとに、限られた時間の中で行える精神療法的アプローチを、経験豊富な臨床家が示す。

## 精神鑑定への誘い

精神鑑定を行う人のために、精神鑑定を学びたい人のために

安藤久美子 著
A5判 208p 2,200円

精神鑑定の依頼の受け方から鑑定面接の仕方、鑑定書の書き方まで、精神鑑定を行うための必要十分な知識を易しく解説。精神鑑定に直接携わる専門家だけでなく、一般の方々にも役立つガイドブック。

---

**発行：星和書店　http://www.seiwa-pb.co.jp**
価格は本体(税別)です